Vitalzeichen Training & Transfer Pflege, Heft 5

Herausgeberschaft der Reihe Training & Transfer Pflege
des Curriculumsverbundes ABZ im hep verlag

Christian Bürki
Erziehungsdirektion Kanton Bern
Mittelschul- und Berufsbildungsamt

Heinz Meier
Departement Bildung, Kultur und Sport
Abteilung Berufsbildung und Mittelschule
Kanton Aargau

Christina Vögtli
Bildungsdirektion Kanton Zürich
Mittelschul- und Berufsbildungsamt

Curriculumsverbund Aargau/Bern/Zürich (Hrsg.)

VITALZEICHEN

TRAINING & TRANSFER PFLEGE

Heft 5

hep der bildungsverlag

Kurzchecklisten für die Praxis: www.hep-verlag.ch

der bildungsverlag
www.hep-verlag.ch

Wir danken den folgenden Institutionen für die Unterstützung:
- Höhere Fachschule Gesundheit und Soziales Aarau
- Zentrum für Ausbildung im Gesundheitswesen Kanton Zürich
- Berner Bildungszentrum Pflege

Vitalzeichen
Training & Transfer Pflege, Heft 5
Herausgegeben vom Curriculumsverbund Aargau/Bern/Zürich
Autorin: Petra Eisele, HFGS Aarau

ISBN 978-3-03905-319-3

Angaben zur Reihe, weitere Informationen und Materialien zum Heft – insbesondere die Kurzchecklisten für die Praxis – sind im Internet zu finden unter: www.hep-verlag.ch

Projektleitung: Martin Schäfer
Umschlag und Gestaltung: Atelier Kurt Bläuer, Bern
Fotos: Nadia Schweizer, Bern
Zeichnungen: Brigit Herrmann, Atelier Herrmann SGD, Gümmenen

Bibliografische Information der Deutschen Bibliothek:
Die Deutsche Bibliothek verzeichnet diese Publikation in der Deutschen Nationalbibliografie; detaillierte bibliografische Angaben sind im Internet unter http://dnb.ddb.de abrufbar.

1. Auflage 2008

hep verlag ag
Brunngasse 36
CH-3011 Bern

www.hep-verlag.ch

INHALTSVERZEICHNIS

VORWORT

Zum Lehrplan Pflege HF gehört einerseits eine *fundierte schulische Ausbildung,* in der Sie als angehende Pflegefachperson die notwendigen theoretischen Kenntnisse erwerben – andererseits auch eine *praktische Schulung:* In einem Akutspital, einem Pflegeheim, einer psychiatrischen Einrichtung oder einer Spitex-Organisation eignen Sie sich die professionellen Fähigkeiten und Fertigkeiten an und setzen das theoretische Grundwissen um.
Wie muss nun aber der Transfer zwischen den beiden Lernbereichen gestaltet werden, damit jeder Bereich vom anderen optimal profitiert? Wie lässt sich das theoretisch angeeignete Wissen in der Praxis umsetzen? Und wie können in der Praxis erworbene Fähigkeiten und Fertigkeiten theoretisch gefestigt werden? Solche Fragen betreffen den Lernprozess jeder und jedes Studierenden. Die Antworten finden sich am «dritten Lernort», im *Lernbereich Training & Transfer* (LTT).
Im Lehrplan der Kantone Aargau, Bern und Zürich (ABZ) wird den Schnittstellen zwischen Theorie und Praxis viel Gewicht beigemessen. Aus der Überzeugung heraus, dass die Kompetenz, etwas theoretisch Gelerntes in der Praxis umzusetzen bzw. etwas in der Praxis Gelerntes theoretisch zu untermauern, unterstützt und geübt werden will, wurde im Rahmen der Entwicklung des Lehrplans für den LTT ein eigenes Lehrmittel erarbeitet, das nicht bloss im Lehrplan ABZ, sondern bei jeder Ausbildung zur Pflegefachperson HF eingesetzt werden kann.
Mit den 18 Heften der Reihe *Training & Transfer Pflege* möchten wir den Studierenden ein Arbeitsmittel zur Verfügung stellen, das als Transferelement zwischen Theorie und Praxis dienen soll. Jedes Heft basiert auf einem Fallbeispiel, das als Ausgangslage für die Arbeitsaufträge dient. Dabei wird auf dem Vorwissen der Studierenden aufgebaut – mit einem Vorkenntnistest kann der eigene Wissensstand überprüft werden. Alle Arbeitshefte wurden unter Mitwirkung von Berufsfachpersonen aus Praxis und Schule entwickelt. An dieser Stelle danken wir allen Beteiligten herzlich für ihr grosses Engagement.

Im Namen der an der Entwicklung des Lehrplans ABZ beteiligten Kantone wünschen wir Ihnen viel Erfolg bei Ihrer Ausbildung!

Die Herausgeber Christian Bürki
Heinz Meier
Christina Vögtli

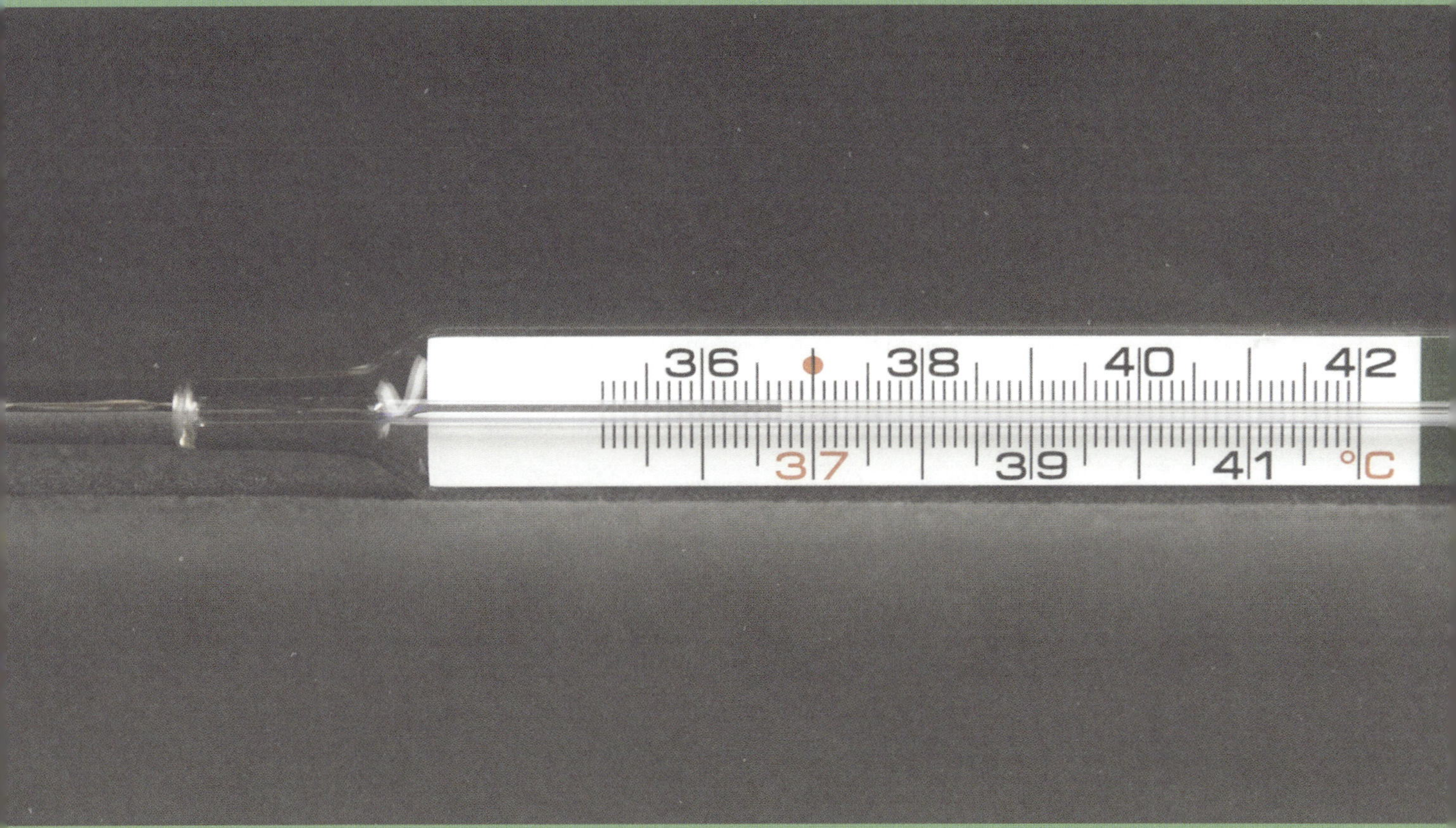

1 EINFÜHRUNG IN DAS THEMA

Das Beobachten und Messen von Vitalzeichen ist eine alltägliche Pflegehandlung. Sie dient einerseits der Diagnostik und der Kontrolle von Therapien; andererseits vermitteln die Parameter einen Überblick über die Situation der Patientin oder des Patienten.

Eine Veränderung der Vitalfunktionen bedeutet für die Betroffenen meist eine Beeinträchtigung der Lebensqualität und kann von ihnen als akute oder permanente Bedrohung wahrgenommen werden. Deshalb benötigen Pflegefachpersonen umfassende Kenntnisse über Vitalfunktionen und eine differenzierte Beobachtung, damit sie ihr Handeln situationsgerecht anpassen, die Reaktionen der Patientinnen und Patienten verstehen und gezielte pflegerische Interventionen planen und durchführen können.

Themen, die in diesem Arbeitsheft behandelt werden:

- *Kontrolle des Blutdruckes (BD)*
  - auskultatorische Messung,
  - palpatorische Messung,
  - oszillomotorische/automatische Messung,
  - Dokumentation der ermittelten Werte.
- *Erfassung des Pulses (P)*
  - periphere Pulsmessung,
  - zentrale Pulsmessung,
  - Dokumentation der ermittelten Werte.
- *Messung der Temperatur*
  - Sichten verschiedener Thermometerarten,
  - Messung an unterschiedlichen Messorten,
  - Dokumentation der ermittelten Werte.
- *Beobachtung und Assessment der Atmung*
  - Anwendung des Messinstrumentes zur Erfassung der Atemgefährdung einer Patientin/eines Patienten nach Ch. Bienstein (1989) auf ein Fallbeispiel,
  - Dokumentation der Beobachtungen und ermittelten Werte im Rahmen der Atemskala.

Durch die Arbeit mit diesem Heft erwerben Sie folgende Handlungskompetenzen:

- Sie beobachten die Vitalfunktionen Blutdruck, Puls, Temperatur und Atmung, erkennen Abweichungen von den Normwerten und dokumentieren die Daten.
- Sie führen die Kontrolle von Vitalparametern korrekt aus.

1.1 Lernziele

Blutdruck

Kenntnisse

Die Studierende/der Studierende …
… definiert den Begriff «Blutdruck».
… erklärt anatomische und physiologische Grundlagen des Blutdruckes.
… erläutert Fachtermini im Zusammenhang mit dem Thema Blutdruck.
… beschreibt Faktoren, die den Blutdruck beeinflussen.
… zählt Indikationen für eine Blutdruckkontrolle auf.
… leitet mögliche Fehlerquellen bei der Messung ab.
… nennt die Normwerte des Blutdruckes in der Lebensspanne.
… erörtert, wie bei Messwerten vorzugehen ist, die von den Erwartungen abweichen.

Kenntnis/Haltung/Fertigkeit

… beschreibt das Vorgehen bei der Kontrolle des Blutdruckes und führt die Blutdruckmessung korrekt und sicher aus.
… dokumentiert die ermittelten Werte korrekt.

Puls

Kenntnisse

Die Studierende/der Studierende …
… definiert den Begriff «Puls».
… erklärt anatomische und physiologische Grundlagen in Bezug auf die Windkesselfunktion und die Reizleitung.
… erörtert Fachtermini, die im Zusammenhang mit dem Thema Puls stehen.
… erläutert Faktoren, die den Puls beeinflussen.
… nennt Indikationen für eine Pulskontrolle.
… stellt die Normwerte des Pulses in der Lebensspanne dar.
… führt aus, wie bei Messwerten vorzugehen ist, die von den Erwartungen abweichen.
… leitet Beobachtungskriterien im Rahmen der Pulskontrolle ab.

Kenntnis/Haltung/Fertigkeit

… tastet Arterien, die für die Pulsbeobachtung von Bedeutung sind.
… beschreibt die Vorgehensweise bei der Kontrolle des Pulses und führt diese korrekt und sicher durch.
… dokumentiert die ermittelten Werte.

Temperatur

Kenntnisse

Die Studierende/der Studierende …
… erklärt die Grundlagen der Körpertemperaturregulation.
… ist mit den Fachtermini zum Thema Körpertemperatur vertraut.
… führt aus, welche Faktoren Einfluss auf die Körpertemperatur haben.
… bestimmt die Normwerte der Körpertemperatur und die Grenzwerte der jeweiligen Fieberstufen.
… erläutert subjektive und objektive Fieberzeichen.
… erklärt verschiedene Fieberverläufe und stellt den Zusammenhang zu den Ursachen her.

... beschreibt die drei Phasen des Fieberverlaufes und leitet entsprechende pflegerische Massnahmen ab.

Kenntnis/Haltung

... legt Vor- und Nachteile der verschiedenen Thermometerarten dar.
... bestimmt mögliche Fehlerquellen bei den unterschiedlichen Messtechniken und leitet daraus Konsequenzen für die eigene Praxis ab.

Kenntnis/Haltung/Fertigkeit

... dokumentiert die ermittelten Werte.

Atmung

Kenntnisse

Die Studierende/der Studierende ...
... erklärt die anatomischen und physiologischen Grundlagen der Atmung und Atemsteuerung.
... ist mit Fachtermini zum Thema Atmung vertraut.
... nennt Faktoren, welche die Atmung beeinflussen.
... beobachtet die Atmung nach bestimmten Kriterien.
... beschreibt die Vorgehensweise bei der Kontrolle der Atmung.

Kenntnis/Haltung

... setzt sich mit dem Erleben von Menschen mit Atemnot auseinander.

Kenntnis/Haltung/Fertigkeit

... legt dar, wie sie/er reagiert, wenn die eigenen Beobachtungen von den Erwartungen abweichen.
... wendet die Atemskala nach Ch. Bienstein auf ein Fallbeispiel an.
... dokumentiert die Beobachtungen und die Einschätzung der Atmung in der Pflegedokumentation.

1.2 Methoden

Fähigkeits- und Fertigkeitstraining

In der Fähigkeits-/Fertigkeitswerkstatt und im Fähigkeits-/Fertigkeitstraining werden kognitive, psychomotorische und affektive Fähigkeiten gezielt als Vorbereitung für die Praxis trainiert und Fertigkeiten erweitert.
Es werden in strukturierter Form Übungen und Simulationen praxisbezogener Inhalte durchgeführt, in denen die Studierenden von der Beobachtung über die Anleitung und das selbstständige Handeln/Bearbeiten eines Problems hin zur Reflexion und Auswertung des eigenen Handelns geführt werden. Fähigkeiten, Fertigkeiten und Kompetenzen werden durch Imitation und Simulation der Arbeitswirklichkeit trainiert.
Der Austausch und die Reflexion von praktischen Erfahrungen in einer Lerngruppe erlaubt es den Studierenden, Erfahrungen und Handlungen kritisch zu reflektieren und, gestützt durch die Arbeit der Lehrperson, Möglichkeiten des Wissens- bzw. Handlungstransfers auf andere Situationen zu erkennen und einzuüben.
(Auszug aus dem Dokument B1.1 Methodensammlung Version 2 – August 2005 des Lehrplans ABZ HF Pflege)

Erfahrungs- und Erkundungswerkstatt

In der Erfahrungs-/Erkundungswerkstatt des Lernbereichs Training & Transfer werden Phänomene, Gesetze und Prinzipien differenziert erlebt, erfahren, entdeckt, erkundet, wahrgenommen, verstanden und erkannt, sodass Probleme gelöst werden können.
Die Studierenden setzen sich anhand verschiedener methodischer Arrangements und/oder gezielter Aufträge mit den Inhalten auseinander.
Die Aufgaben und Handlungsanweisungen sind von der Lehrperson vorbereitet und strukturiert. Die Aufgaben sollen alle Sinne und Lernbereiche ansprechen. Verschiedene Arbeitsplätze/Arbeitsräume erlauben einen «bewegten Unterricht».
Die Studierenden arbeiten zumeist selbstständig mithilfe eines Arbeitsauftrages/Arbeitspasses. Sie unterstützen sich so weit als möglich gegenseitig.
Der Werkstattunterricht räumt den Studierenden ein grosses Mass an Autonomie und Selbstverantwortung ein. Die Evaluation erfolgt mittels Selbstkontrolle.
Die Lehrperson unterstützt beratend das individuelle Lernen. Medien werden individuell eingesetzt, je nach Arbeitsauftrag.
(Auszug aus dem Dokument B1.1 Methodensammlung Version 2 – August 2005 des Lehrplans ABZ HF Pflege)

1.3 Fallbeispiel

Heinz Bucher (66 Jahre alt), pensionierter Verwaltungsangestellter, wurde gestern mit Atemnot und Fieber ins Spital eingeliefert, nachdem sich sein Zustand in den letzten Tagen zunehmend verschlechtert hatte. Er selbst war zu Beginn davon ausgegangen, dass es sich «nur» um eine Erkältung handle. Der Hausarzt wies ihn aber am vierten Tag sofort ins Spital ein.
Herr Bucher lebt in einem Einfamilienhaus in einem kleineren Dorf. Zusammen mit seiner Ehefrau besorgt er den Haushalt und pflegt den Garten. Er hat einen Sohn und eine Tochter.
Als Sie ins Zimmer treten, sitzt Herr Bucher im Bett und ringt nach Luft. Seine Atmung ist oberflächlich, die Atemfrequenz ist erhöht. Herr Bucher wirkt erschöpft und fühlt sich nicht in der Lage aufzustehen. Sein Puls beträgt 132 Schläge/Minute, der Blutdruck wurde mit 170/110 mmHg ermittelt.
Trotz Therapie steigt seine Temperatur nachmittags auf 39,7 °C an. Der Temperaturanstieg geht mit Schüttelfrost einher. Bei warmen Sommertemperaturen liegt Herr Bucher frierend im Bett.

1.4 Vorkenntnistest

Blutdruck

Frage 1

Verfolgen Sie den Weg, den das Blut durch den Kreislauf nimmt.
Welche Aussage ist richtig?

- ☐ *Vena cava superior* und *inferior* → rechter Ventrikel → rechtes Atrium → Lungenarterie → Kapillarnetz der Lungen.
- ☐ *Vena cava superior* und *inferior* → linkes Atrium → linker Ventrikel → Lungenarterie → Kapillarnetz der Lungen.
- ☐ *Vena cava superior* und *inferior* → rechtes Atrium → rechter Ventrikel → Lungenvene → Kapillarnetz der Lungen.
- ☐ *Vena cava superior* und *inferior* → rechtes Atrium → rechter Ventrikel → Lungenarterie → Kapillarnetz der Lungen.
- ☐ *Vena cava superior* und *inferior* → rechter Ventrikel → rechtes Atrium → Lungenvene → Kapillarnetz der Lungen.

Frage 2

Sie kommen zu Herrn Bucher, um seinen Blutdruck zu messen. Er möchte von Ihnen wissen, worüber der Blutdruckwert Auskunft gibt.
Was antworten Sie ihm?

- ☐ Der Blutdruck ist der Druck, der bei der Kontraktion des Herzes in der linken Herzkammer herrscht.
- ☐ Der Blutdruck ist der Druck, den das strömende Blut auf die Gefässwände ausübt.
- ☐ Der Blutdruck ist der Druck, der im gesamten Kreislauf besteht.
- ☐ Der Blutdruck ist der Druck, der in den grossen Arterien herrscht.
- ☐ Der Blutdruckwert erlaubt Rückschlüsse auf die Funktion von Organen (z.B. Niere) und auf verschiedene Erkrankungen.

Frage 3

Der Blutdruck ist abhängig von:

- ☐ der Herzleistung (Schlagvolumen)
- ☐ der zirkulierenden Blutmenge
- ☐ der Beschaffenheit der Blutgefässe und dem Gefässwiderstand
- ☐ Gefühlen (z.B. Schmerz und Angst)
- ☐ der körperlichen Arbeit

Frage 4

Ordnen Sie den aufgeführten Begriffen die richtigen Beschreibungen zu:

- Diastole
- Systole
- Eindeutige Hypertonie
- Hypotonie
- Blutdruckamplitude

1 Der höchste Druckwert in den Gefässen, der während der Auswurfphase des Herzes entsteht

2 Der Unterschied zwischen systolischem und diastolischem Wert

3 Blutdruckwerte unter 100/60 mmHg

4 Der letzte hörbare Druck bei der Blutdruckmessung

5 Blutdruckwerte, die höher als 160/95 mmHg sind

Frage 5

Welche BD-Normwerte bestehen in folgenden Lebensphasen?

a) Säuglinge

b) Kleinkinder

c) Schulkinder

d) Jugendliche

e) Erwachsene

f) Ältere Menschen über 60 Jahre

Frage 6

Sie messen bei Herrn Bucher einen Blutdruck von 170/110 mmHg.
Wie interpretieren Sie diesen Wert?

Sozialform Einzelarbeit
Zeit 15 Minuten

Puls

Frage 1

Herr Bucher möchte gerne wissen, was der Puls ist und warum man diesen am Handgelenk spürt. Welche Aussagen sind richtig?

- [ ] Der Puls bestimmt den in den Blutgefässen und den Herzkammern vorherrschenden Druck.
- [ ] Der Puls bestimmt den im arteriellen System herrschenden Druck.
- [x] Der Puls ist an den Stellen tastbar, an denen eine oberflächliche Arterie gegen eine härtere Unterlage (z. B. einen Knochen oder Muskulatur) gedrückt werden kann.
- [ ] Der Puls bestimmt den kinetischen Energiezustand der Blutmoleküle.
- [x] Der Puls ist die vom Herzschlag durch das Arteriensystem getriebene und an den Gefässwänden spürbare Blutwelle.

Frage 2

Nach welchen Kriterien beobachten Sie den Puls bei Herrn Bucher?

- [x] Pulsqualität
- [ ] Pulstiefe
- [x] Pulsfrequenz
- [x] Pulsrhythmus
- [ ] Pulsphase

Frage 3

Zu den peripheren Pulsmessorten zählt die

- [x] *A. dorsalis pedis*
- [ ] *A. temporalis*
- [ ] *A. carotis*
- [ ] *A. femoralis*
- [x] *A. radialis*

Frage 4

Zeigen Sie Herrn Bucher an dieser Darstellung die verschiedenen Orte auf, an denen der Puls ermittelt werden kann. Benennen Sie die Gefässe korrekt.

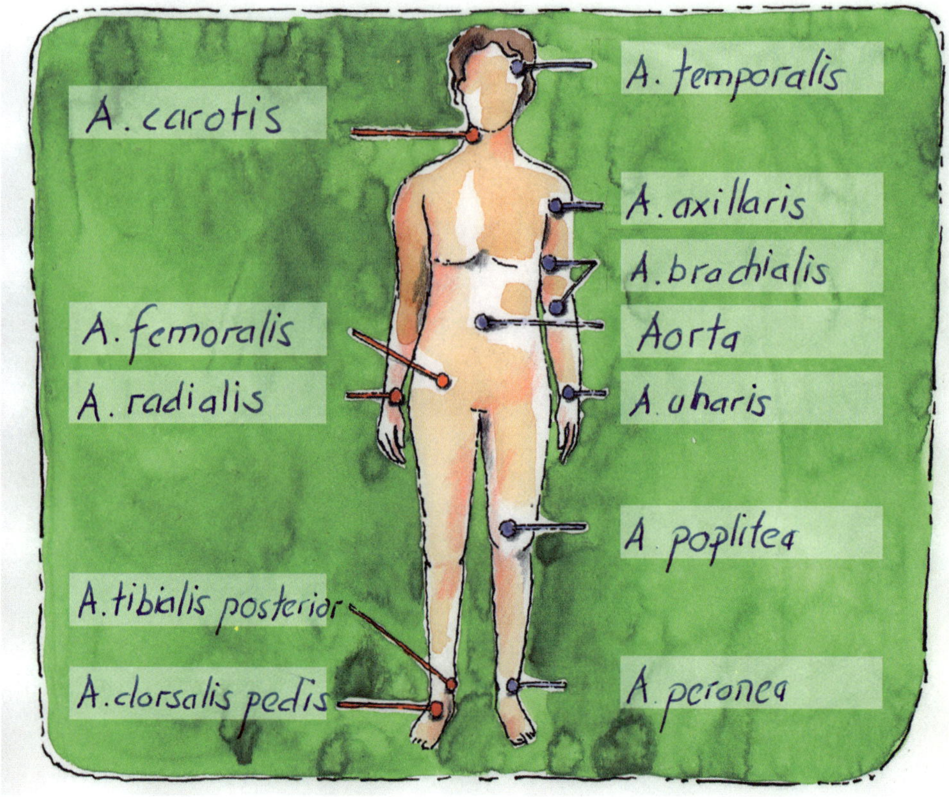

Frage 5

Ordnen Sie den aufgeführten Begriffen die richtige Definition zu:

- Pulsdefizit
- Extrasystole
- Absolute Arrhythmie
- Asystolie
- Bigeminus-Puls

1 Bezeichnet eine fehlende Herzkontraktion. Infolgedessen ist kein Puls tastbar.

2 Bezeichnet eine Extrasystole, die auf jede Systole folgt.

3 Bezeichnet eine ungenügende Herzkontraktion, die dazu führt, dass nicht alle Blutdruckwellen in den peripheren Arterien tastbar sind.

4 Bezeichnet eine vollständige Unregelmässigkeit des Pulses.

5 Bezeichnet eine vorzeitige Kontraktion der Kammer, sodass innerhalb des normalen Rhythmus ein zusätzlicher Schlag auftritt.

Frage 6

Ordnen Sie jeder Lebensphase die entsprechende physiologische Pulsfrequenz zu (gemessen im Ruhezustand).

- Neugeborene
- Jugendliche
- Senioren
- Kindergartenkinder
- Erwachsene

1 70–80 Schläge/Minute

2 70–90 Schläge/Minute

3 ca. 85 Schläge/Minute

4 ca. 100 Schläge/Minute

5 120–140 Schläge/Minute

Frage 7

Sie messen bei Herrn Bucher einen Puls von 132 Schlägen/Minute.
Wie interpretieren Sie diesen Wert?

Sozialform Einzelarbeit

Zeit 15 Minuten

Temperatur

Frage 1

Es ist ein warmer Sommertag, und Herr Bucher liegt frierend im Bett. Wie wird die Körpertemperatur normalerweise reguliert? Wie lässt sich erklären, dass Herr Bucher friert?

Frage 2

Welche weiteren Einflussfaktoren auf die Körpertemperatur (abgesehen von hohen Aussentemperaturen) kennen Sie?

Körperliche Faktoren:

Psychologische Faktoren:

Soziokulturelle Faktoren:

Umgebungsabhängige Faktoren:

Frage 3

Herr Buchers Haut ist heiss und fiebrig verschwitzt. Welche weiteren objektiven Fieberzeichen werden sich wahrscheinlich bei ihm beobachten lassen?

Frage 4

Wie würde er sich mit grosser Sicherheit äussern, wenn man ihn fragen würde, wie es ihm geht? (subjektive Fieberzeichen)

Frage 5

Herr Bucher hat eine Temperatur von 39,7 °C. Wie interpretieren Sie diesen Wert?

Frage 6

Wie heissen die anderen Fieberstufen? Wo liegen jeweils die Grenzen?

Frage 7

Herr Bucher hat aktuell einen Schüttelfrost im Zusammenhang mit dem Fieberanstieg.
In welchen drei Phasen verläuft Fieber grundsätzlich?
Wie handeln Sie jeweils, um den Patienten, die Patientin adäquat zu unterstützen?

Frage 8

Ordnen Sie den Fiebertypen die jeweilige Definition zu.

- Rekurrierendes Fieber
- Intermittierendes Fieber
- Remittierendes Fieber
- Undulierendes Fieber
- Kontinuierliches Fieber
- Biphasisches Fieber

1 Langsamer Fieberanstieg, anschliessend hohes Fieber über einige Tage und langsamer Fieberabfall.

2 Mehrtägige Fieberschübe und fieberfreie Intervalle treten wiederholt auf.

3 Das Fieber ist gleich bleibend hoch, die Tagesschwankungen bleiben unter 1 °C.

4 Anstieg und Abfall verlaufen in Form einer zweigipfligen Kurve.

5 Stundenweise Fieberanfälle mit Schüttelfrost und hohen Temperaturen wechseln sich mit fieberfreien Phasen ab.

6 Fieber über mehrere Tage mit Tagesschwankungen unter 1,5 °C.

Frage 9

In einem Fachbuch ist zu lesen: «Frischer Schweiss ist geruchlos.»
Herr Bucher erlebt dies nicht so. Er fühlt sich unwohl und befürchtet, dass er einen unangenehmen Körpergeruch hat. Was ist also passiert?

Frage 10

Kreuzworträtsel: Fachtermini rund um das Thema Temperaturkontrolle

1 Die Erhaltung der normalen Körpertemperatur bezeichnet man als …
2 Die Temperaturmessung in der Achselhöhle nennt man auch …
3 Lateinischer Begriff für «Fieber».
4 Die Temperatur sofort nach dem Aufwachen bezeichnet man als …
5 Misst man die Temperatur im Mastdarm, so misst man …
6 Die «tympanische Messung» findet im … statt.
7 Andere Bezeichnung für «Fieberfreiheit».
8 Lateinischer Begriff für «erhöhte Temperatur».
9 Bei einem langsamen Temperaturabfall über mehrere Tage spricht man von einer …
10 Fachbegriff für die «Temperatur an Haut und Gliedmassen».
11 Die Temperaturmessung unter der Zunge bezeichnet man als …
12 Entfiebert ein Patient oder eine Patientin mit einer Infektionskrankheit sehr rasch innerhalb weniger Stunden, so spricht man von einer …
13 Die «Temperatur im Körperinnern» bezeichnet man als …-temperatur.
14 Lateinischer Begriff für die «Unterkühlung».
15 Eine «leicht fieberhafte» Temperaturerhöhung bezeichnet man als …
16 Lateinischer Begriff für den «Vorgang des Schwitzens».

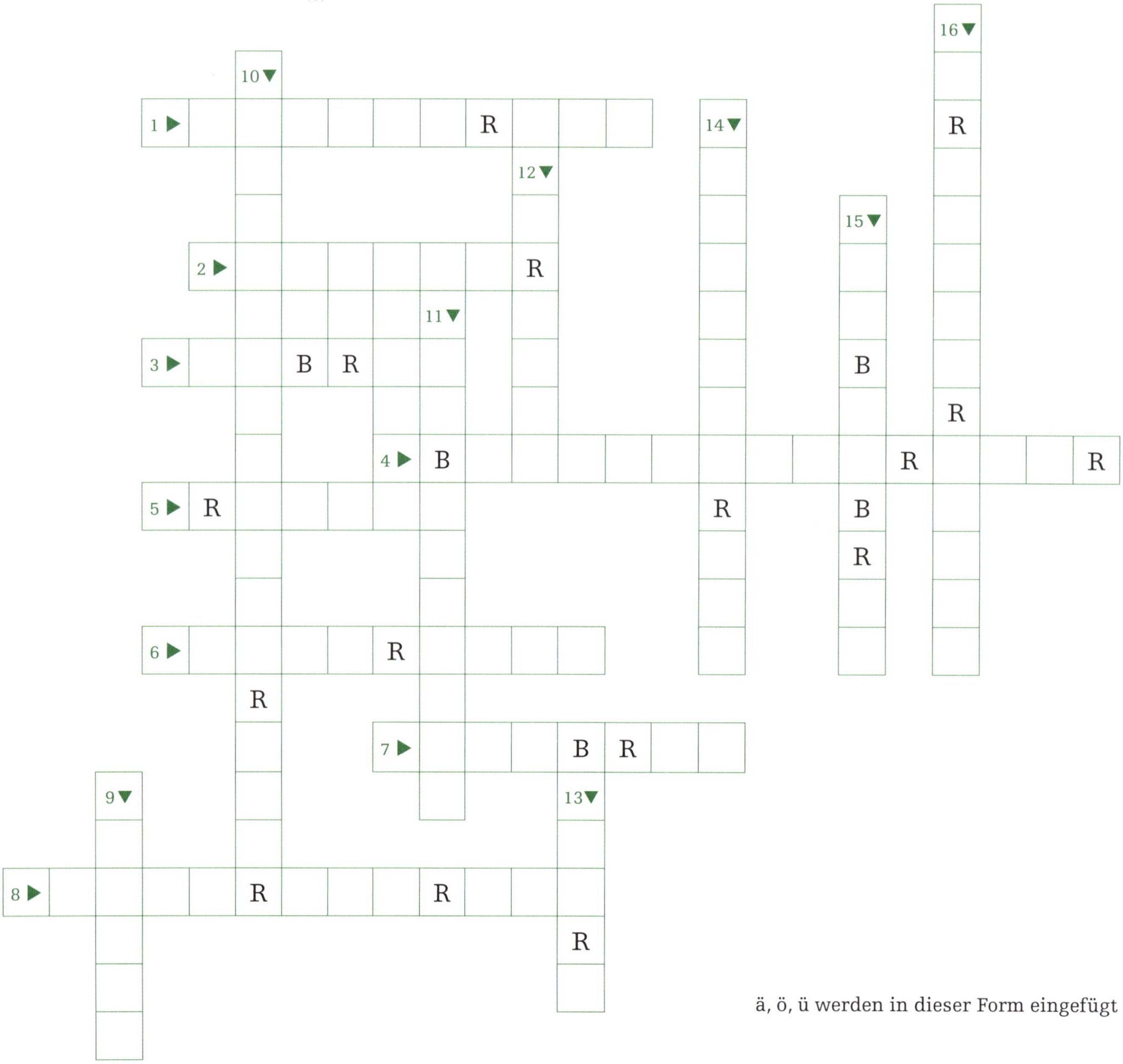

ä, ö, ü werden in dieser Form eingefügt

Atmung

Frage 1

Wie wird die Atmung gesteuert?

Frage 2

Was versteht man unter «Inspiration» und «Exspiration»?
Was geschieht konkret bei diesen Vorgängen?

Frage 3

«Die Atmung von Herrn Bucher ist oberflächlich.» Erklären Sie diese Aussage fachlich fundiert unter Verwendung der Begriffe «Totalkapazität», «Vitalkapazität», «Residualvolumen», «Atemzugvolumen», «Atemminutenvolumen», «anatomischer Totraum».

Frage 4

Welche beeinflussenden Faktoren lassen sich im Zusammenhang mit der Atmung benennen?

Körperliche Faktoren:

Psychologische Faktoren:

Soziokulturelle Faktoren:

Umgebungsabhängige Faktoren:

Frage 5

Herr Bucher hat eine «erhöhte Atemfrequenz». Das verstehen Sie darunter? Welche Atemfrequenz wäre bei Herrn Bucher, wenn er im Bett sitzt, normal?

Frage 6

Welche Normwerte der Atemfrequenz in Ruhe erwarten Sie bei

a) Neugeborenen

b) Kleinkindern (1 Jahr)

c) Schulkindern (8 Jahre)

d) Jugendlichen (16 Jahre)

Frage 7

Wie gehen Sie vor, um die Atemfrequenz bei Herrn Bucher zu messen? Worauf achten Sie?

Frage 8

Nach welchen Kriterien – abgesehen von der Atemfrequenz – können Sie die Atmung von Herrn Bucher beobachten? Nennen Sie vier weitere Kriterien, und erläutern Sie jeweils den physiologischen Zustand und pathophysiologische Veränderungen.

Beobachtungs-kriterium	Physiologischer Zustand	Pathophysiologische Veränderungen

Frage 9

Ordnen Sie folgende Bezeichnungen, Atemmuster und Bedeutungen einander zu.

Bezeichnung	Atemmuster	Bedeutung
Biot-Atmung	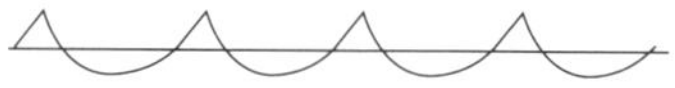	Periodisch wiederkehrendes An- und Abschwellen der Atmung mit kurzen Pausen – ohne Krankheitswert im Schlaf, aber auch Zeichen schwerer Schädigung des Atemzentrums.
Kussmaul-Atmung	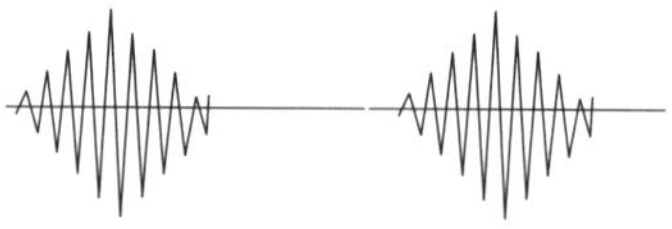	Abnorm vertiefte, aber regelmässige Atmung; tritt bei metabolischer Azidose auf.
Normale Atmung	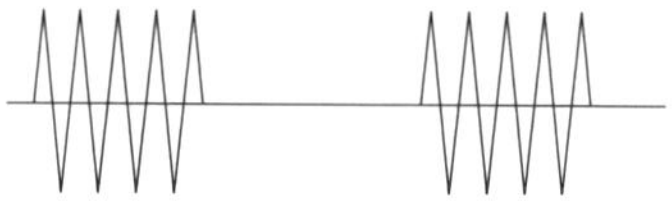	Mehrere gleichmässig tiefe und kräftige Atemzüge wechseln sich mit regelmässig wiederkehrenden Atempausen ab. Bei Frühgeborenen normal; tritt aber auch bei Erwachsenen mit Hirndrucksteigerung auf.
Cheyne-Stokes-Atmung	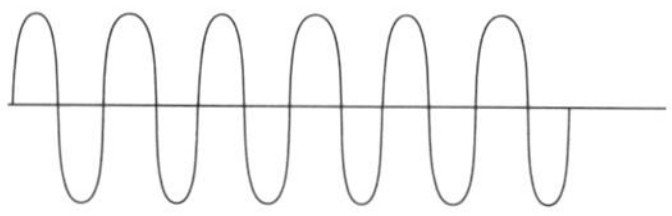	Regelmässige und gleichmässig tiefe Atmung, die Ausatmung dauert etwa doppelt so lange wie die Einatmung.

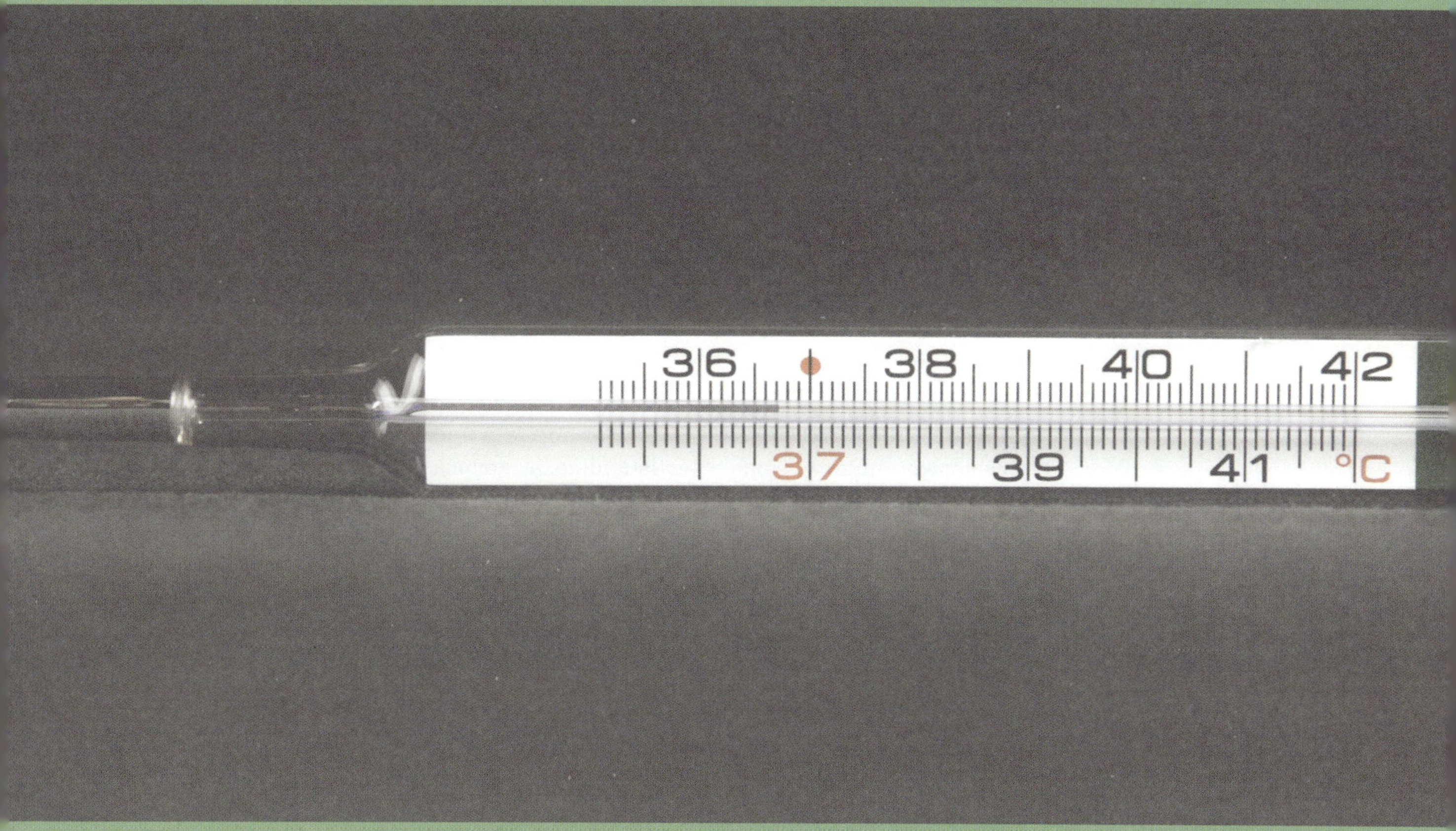

2 HANDLUNGSABLÄUFE

2.1 Blutdruckmessung

HANDLUNGSSCHRITTE	BESCHREIBUNG	BEGRÜNDUNG	HINWEISE
Vorbereitung			
Sich informieren	Informieren Sie sich in der Patientendokumentation, wie oft und wann der Blutdruck (BD) gemessen werden soll.	Erste Informationen über die bisherigen Werte der Patientin/des Patienten ermöglichen die Beurteilung des aktuellen Wertes. Eine gezielte Blutdruckkontrolle dient der Dokumentation eines Verlaufs, zum Beispiel von Veränderungen des Blutdrucks oder der Wirkung von Medikamenten.	Die Pflegefachperson kann in bestimmten Situationen selbst die Notwendigkeit einer Messung festlegen – beispielsweise aufgrund des Allgemeinbefindens der Patientin/des Patienten.
Material	Stellen Sie die Materialien zusammen: Blutdruckapparat und Stethoskop.	Durch das korrekte und vollständige Zusammenstellen von funktionstüchtigem Material sorgen Sie dafür, dass Sie das Zimmer nicht wieder verlassen müssen. Sie können sich sofort ganz auf die Patientin/den Patienten konzentrieren.	Teilweise befinden sich der Blutdruckapparat und das Stethoskop bereits im Patientenzimmer.
	Achten Sie auf die korrekte Manschettenwahl. Armumfang: Manschettenbreite: bis 40 cm — 12 bis 14 cm über 40 cm — 16 bis 20 cm	Eine zu schmale Manschette führt zu falsch hohen Blutdruckwerten.	Prinzipiell ist eine Messung auch am Bein möglich. Dazu wird eine Manschette mit einer Breite von 16 bis 20 cm am Oberschenkel befestigt. Der Schallaufnehmer des Stethoskops wird in der Kniekehle auf die *A. poplitea* gelegt.
Präsenzlicht	Schalten Sie beim Betreten des Patientenzimmers das Präsenzlicht ein.	Das Präsenzlicht markiert im Flur die Anwesenheit einer Pflegefachperson im Patientenzimmer.	
Händehygiene	Desinfizieren Sie sich die Hände.	Die Übertragung von Mikroorganismen wird verhindert.	Beachten Sie institutionsinterne Weisungen und Standards zur Händehygiene.
Patienten/Patientin informieren	Erklären Sie Anlass und Vorgehen bei der Blutdruckmessung.	Die Patientin/der Patient weiss, welche Handlung an ihr/ihm geplant ist. Eine korrekte Information fördert die Akzeptanz und das Vertrauen der Patientin/des Patienten. Sie/er fühlt sich	Passen Sie Ihr Kommunikationsverhalten dem Zustand und den Fähigkeiten der Patientin/des Patienten an.

HANDLUNGSSCHRITTE	BESCHREIBUNG	BEGRÜNDUNG	HINWEISE
Vorbereitung			
		respektiert. Die Information der Patientin/des Patienten ist ein wichtiges Element bei der Gestaltung einer partizipativen Pflegebeziehung.	
Patientensituation einschätzen	Informieren Sie sich, womit die Patientin/der Patient vorgängig beschäftigt war. Die Patientin/der Patient soll mindestens drei bis fünf Minuten vor der Messung ruhen.	Vorgängige seelische oder körperliche Belastungen führen zu falsch hohen Werten.	Die BD-Messung erfolgt nach Möglichkeit stets unter den gleichen Bedingungen: – immer in Ruhe, – immer in der gleichen Position, – immer am gleichen Arm.
Einrichten des Arbeitsplatzes	Legen Sie die Materialien bereit. Bringen Sie das Bett auf Arbeitshöhe.	Alle Materialien sind erreichbar, ein störungsfreier Ablauf ist möglich. Rückenschonendes Arbeiten ist gewährleistet.	
	Sorgen Sie für eine ruhige Umgebung. Beseitigen Sie Störquellen, schalten Sie beispielsweise Radio- und TV-Geräte aus.	Lärm erschwert das Hören leiser Arterientöne.	Während der Messung gilt es, das Verständnis der Patientin/des Patienten für eine Redepause zu wecken.
Lagerung	Unterstützen Sie die Patientin/den Patienten dabei, eine sitzende oder liegende Position einzunehmen, die für sie/ihn bequem ist.	Sowohl die Körperlage als auch die Lagerung des Arms im Verhältnis zur Höhe des Herzes beeinflussen das Messergebnis. Wenn die Patientin/der Patient bei der Messung steht, führt dies zu falsch niedrigen Werten.	Bei orthostatischen Beschwerden wird der Blutdruck stets auch im Stehen gemessen, da die Werte im Sitzen und Stehen voneinander abweichen.
	Der Arm soll so gelagert sein, dass sich die Ellenbeuge auf Herzhöhe befindet. Der Arm wird dabei fast gestreckt.	Befindet sich die Ellenbeuge unter Herzhöhe, führt dies zu falsch hohen Werten.	

HANDLUNGSSCHRITTE	BESCHREIBUNG	BEGRÜNDUNG	HINWEISE
Durchführung			
Anlegen und Aufpumpen der Manschette	Entlüften Sie die Manschette völlig.	Eine nicht völlig entlüftete Manschette führt zu falschen Werten.	Hat die Patientin/der Patient einen arteriellen oder venösen Zugang (z. B. eine periphere Verweilkanüle), ein Lymphödem (beispielsweise nach Mamma-Ablatio) oder einen Shunt-Zugang, so darf der Blutdruck nicht am betroffenen Arm gemessen werden!
	Legen Sie den Oberarm frei, gegebenenfalls muss die Patientin/der Patient aus dem Ärmel schlüpfen.	Die Messung kann ungehindert durchgeführt werden. Einschnürungen oberhalb der Manschette werden vermieden.	
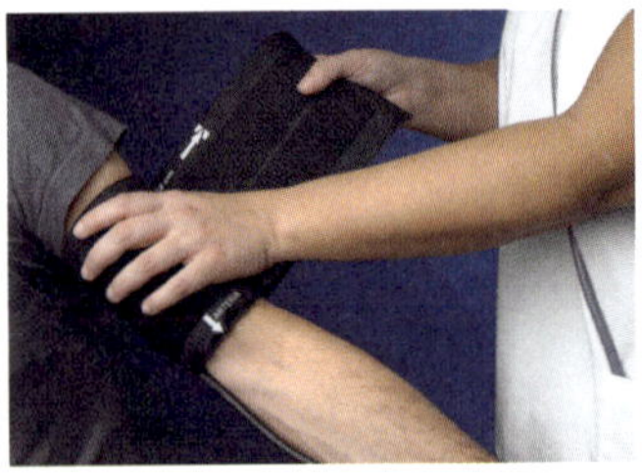 → SEITE 32	Legen Sie die luftleere Manschette fest und faltenfrei an, ohne dass sie jedoch einschnürt.	Eine Einschnürung führt zur venösen Stauung in dieser Extremität. Dies verändert den Wert.	
	Die Manschette endet ca. 2,5 cm oberhalb der Ellenbeuge.	Ist die Manschette falsch positioniert, kann sich daraus systolisch und diastolisch eine Differenz von über 10 mmHg ergeben.	
	Platzieren Sie die Manschette so, dass der Schlauch seitlich der Ellenbeuge endet und nicht abknickt.	Befindet sich der Schlauch direkt in der Ellenbeuge, kann der Schallaufnehmer des Stethoskops nicht platziert werden. Es besteht die Gefahr, dass der Schlauch weggedrückt wird und abknickt. Ein falscher Wert wird ermittelt.	
	Schliessen Sie das Ventil am Manometer und legen Sie das Stethoskop an.		Drücken Sie den Schallaufnehmer nicht zu fest an, da durch die Kompression des Gefässes auch Werte unterhalb des diastolischen Druckes hörbar sind.
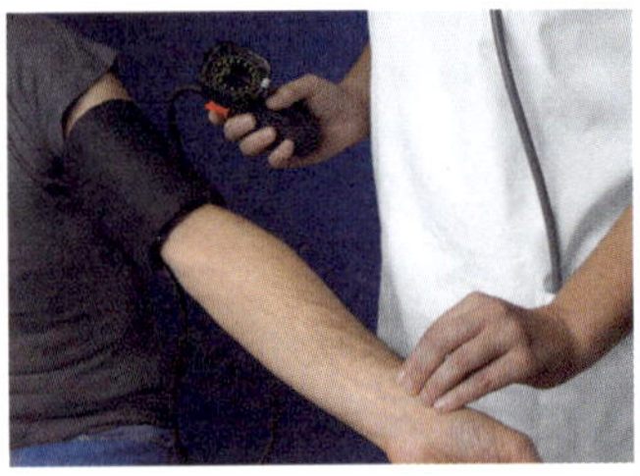 → SEITE 32 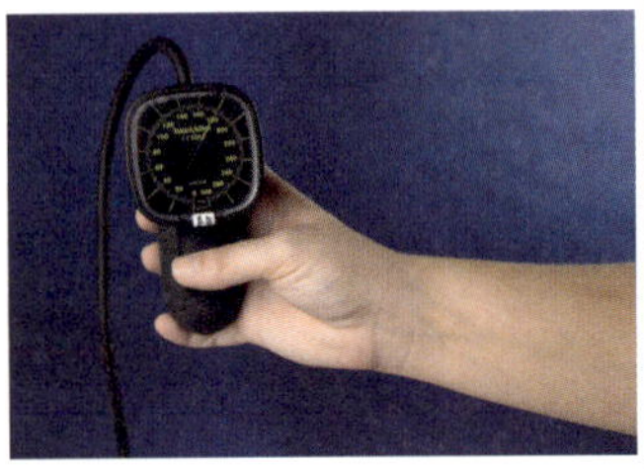 → SEITE 34	Pumpen Sie die Manschette unter Palpation des Radialispulses rasch auf einen Wert auf, der ca. 30 mmHg oberhalb des Druckes liegt, bei dem der Radialispuls verschwindet.	Wird die Manschette zu wenig aufgepumpt, kann der systolische Druck nicht ermittelt werden, da dessen Wert höher liegt. Wird mit der Manschette ein zu hoher Druck auf den Arm ausgeübt, ist dies für die Patientin/den Patienten schmerzhaft.	

HANDLUNGSSCHRITTE	BESCHREIBUNG	BEGRÜNDUNG	HINWEISE
Durchführung			
1. Möglichkeit: Auskultatorische Messung 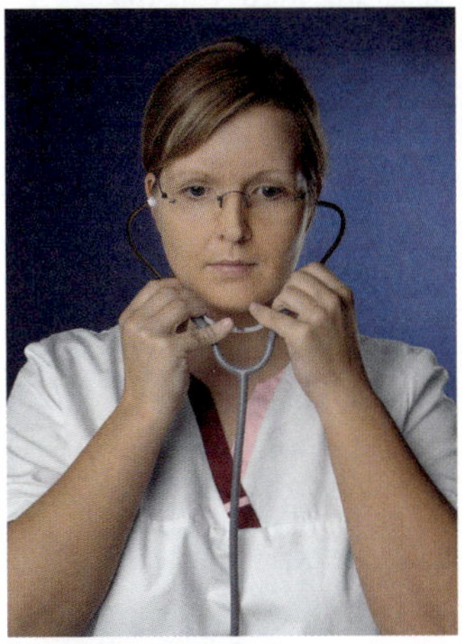	Stecken Sie sich die Ohroliven des Stethoskops in die Ohren und legen Sie den Schallaufnehmer in die Ellenbeuge auf die *Arteria brachialis.*		Führen Sie die Erstmessung immer an beiden Armen aus, um mögliche Blutdruckunterschiede zu erfassen.
	Verringern Sie den Druck der Manschette durch vorsichtiges Öffnen des Ventils langsam (2 bis 3 mmHg pro Sekunde bzw. pro Herzschlag), sodass der Zeiger/die Säule langsam fällt.	Bei zu raschem Vorgehen kann der erste Ton verpasst werden. Wird der Druck zu langsam verringert, ist dies unangenehm für die Patientin/den Patienten, und durch die lange Stauung wird ein falsch hoher Wert ermittelt.	
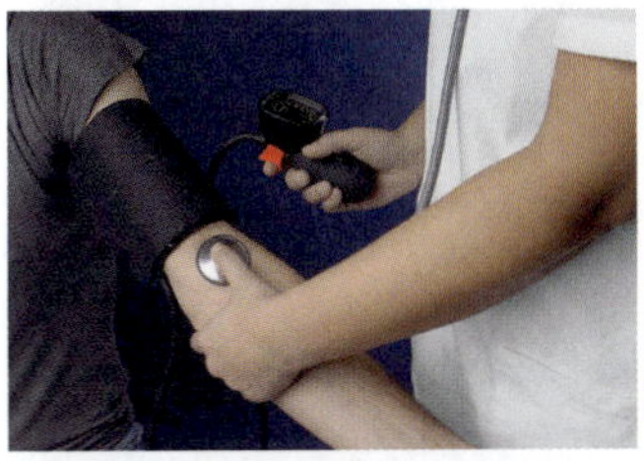			
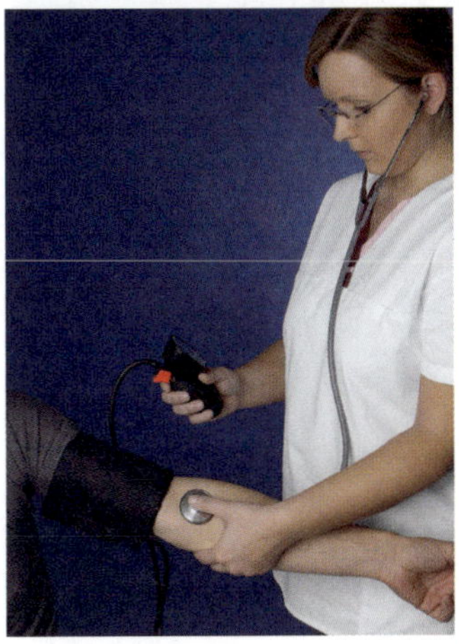	Richten Sie Ihre Aufmerksamkeit auf das Stethoskop. Lesen Sie den Druckwert beim ersten hörbaren pochenden Geräusch (Korotkow-Geräusch) am Manometer ab (= Systole).		Bewegt die Patientin/der Patient den Arm, sind die Druckwerte eventuell nicht zu hören oder werden falsch ermittelt. Es ist deshalb wichtig, das Verständnis der Patientin/des Patienten für eine ruhige Positionierung des Armes zu erreichen.
→ SEITE 33	Lesen Sie den zweiten Druckwert (= Diastole) beim völligen Verschwinden der Geräusche ab (oder wenn die Geräusche deutlich leiser werden). Lassen Sie die Restluft aus der Manschette und lösen Sie die Manschette vom Arm.		Die Differenz zwischen Systole und Diastole wird als Amplitude bezeichnet. Sie liegt normalerweise bei ca. 40 mmHg.

HANDLUNGSSCHRITTE	BESCHREIBUNG	BEGRÜNDUNG	HINWEISE
Durchführung			
2. Möglichkeit: Palpatorische Messung	Verringern Sie den Druck der Manschette durch vorsichtiges Öffnen des Ventils langsam (2 bis 3 mmHg pro Sekunde bzw. pro Herzschlag). Lesen Sie beim ersten spürbaren Pulsschlag an der *A. radialis* den systolischen Wert auf dem Manometer ab. Lassen Sie die Restluft aus der Manschette und lösen Sie die Manschette vom Arm.	Bei zu raschem Vorgehen kann der erste Ton verpasst werden. Wird der Druck zu langsam reduziert, ist dies sehr unangenehm für die Patientin/den Patienten.	Bei der palpatorischen Messung kann nur der systolische Druck ermittelt werden. Diese Methode eignet sich: – zur ersten Einschätzung im Notfall, – wenn das Korotkow-Geräusch nicht zuverlässig hörbar ist oder – wenn der Lärm in der Umgebung nicht reduziert werden kann.
3. Möglichkeit: Oszillomotorische Messung 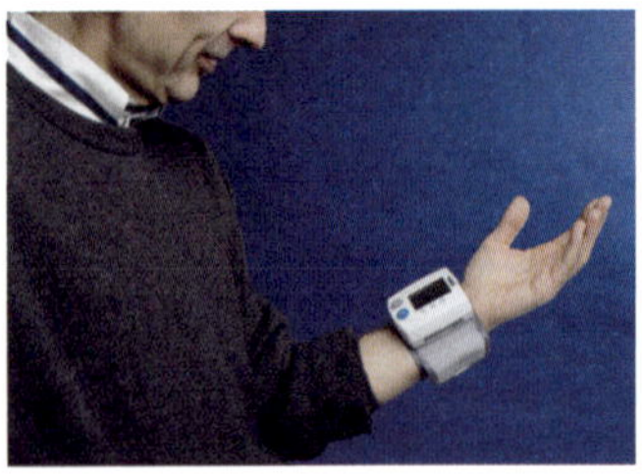 → SEITE 34	Legen Sie die luftleere Manschette am Oberarm oder Handgelenk an. Achten Sie besonders bei Geräten für das Handgelenk darauf, dass sich das Gerät während der Messung auf Herzhöhe befindet. Schalten Sie das Gerät an. Pumpen Sie die Manschette von Hand oder per Knopfdruck auf. Lesen Sie den digitalen Wert ab und lösen Sie die Manschette.		Es gibt Geräte für den Oberarm und das Handgelenk. Die Werte werden digital angezeigt. Die Anwendung ist sehr einfach, wobei die Genauigkeit des ermittelten Wertes von der Qualität des Messgerätes abhängt. Beachten Sie die Informationen des Herstellers.
Patientin/Patienten informieren	Informieren Sie die Patientin/den Patienten über den ermittelten Wert.	Die Patientin/der Patient hat ein Recht auf Information.	
Messwiederholung wegen Unsicherheit	Warten Sie bei einer Wiederholung der Messung (z. B. wegen Unsicherheit) mindestens eine Minute bei völlig druckentlasteter Manschette.	Eine zu rasche Messwiederholung führt zu falschen Messergebnissen.	

HANDLUNGSSCHRITTE	BESCHREIBUNG	BEGRÜNDUNG	HINWEISE
Nachsorge			
Lagerung	Unterstützen Sie bei Bedarf die Patientin/den Patienten dabei, eine bequeme Lage einzunehmen. Orientieren Sie sich dabei an den Wünschen und am Befinden der Patientin/des Patienten.	Das Wohlbefinden wird gefördert, und die Patientin/der Patient kann sich wieder mit etwas anderem beschäftigen.	
Händedesinfektion	Desinfizieren Sie sich die Hände.	Die Übertragung von Mikroorganismen wird verhindert.	Beachten Sie institutionsinterne Weisungen und Standards zur Händehygiene.
Dokumentation in der Patientenakte	Tragen Sie die gemessenen Werte in die Patientenakte ein. Eventuell wird die Uhrzeit angegeben.	Eine vollständige Dokumentation gewährleistet den Informationsfluss.	Der ermittelte Wert wird mit den bereits eingetragenen Werten verglichen. Eventuell befinden sich in der Akte Verordnungen zu Massnahmen, wenn der Blutdruckwert bestimmte Limiten über- oder unterschreitet. Auffälligkeiten werden der Ärztin/dem Arzt gemeldet.
Präsenzlicht	Schalten Sie das Präsenzlicht aus, wenn Sie das Patientenzimmer verlassen.	Wenn Sie das Präsenzlicht nicht ausschalten, besteht die Gefahr, dass das Läuten der Patientin/des Patienten einen Alarm auslöst.	
Nachbereitung Manschette und Stethoskop	Reinigen Sie den Blutdruckapparat und das Stethoskop entsprechend dem hausinternen Hygienestandard.		Infektiöse Patienten brauchen immer eine eigene Blutdruckmanschette.

ZU SEITE 28

Die luftleere Blutdruckmanschette wird fest und faltenfrei an den freien Oberarm angelegt. Dabei achten Sie darauf, dass die Manschette ca. 2,5 cm oberhalb der Ellenbeuge endet und der Schlauch seitlich der Ellenbeuge verläuft.

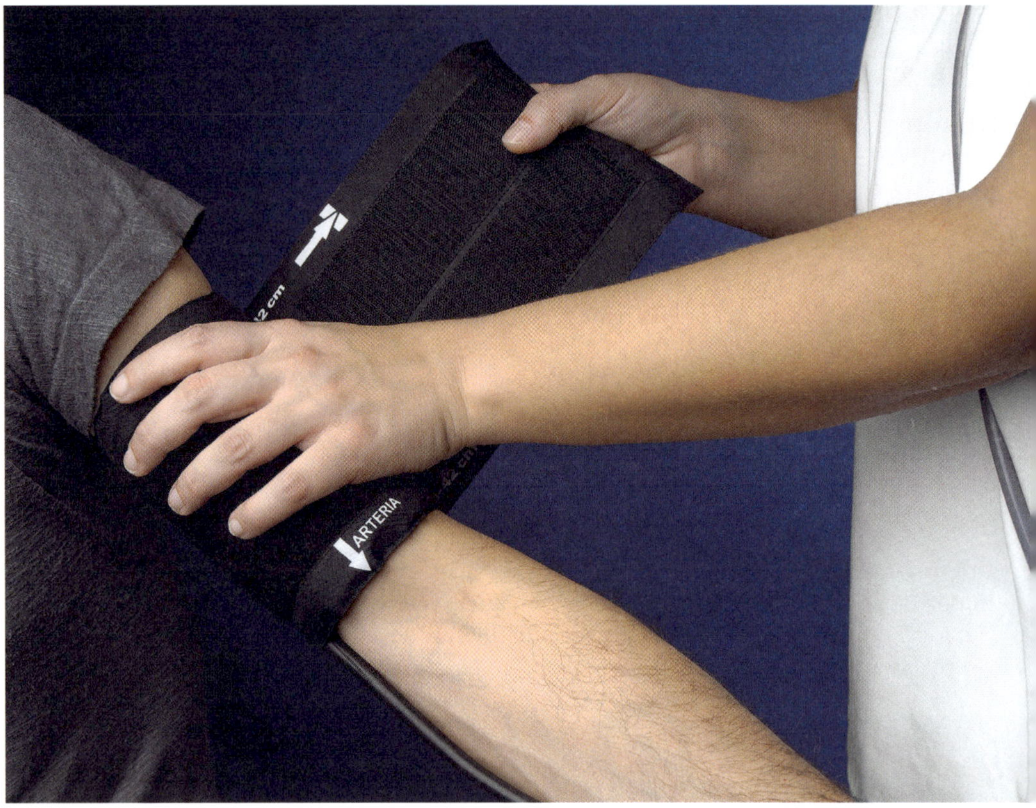

ZU SEITE 28

Die Manschette wird rasch aufgepumpt. Gleichzeitig palpieren Sie den Radialispuls.

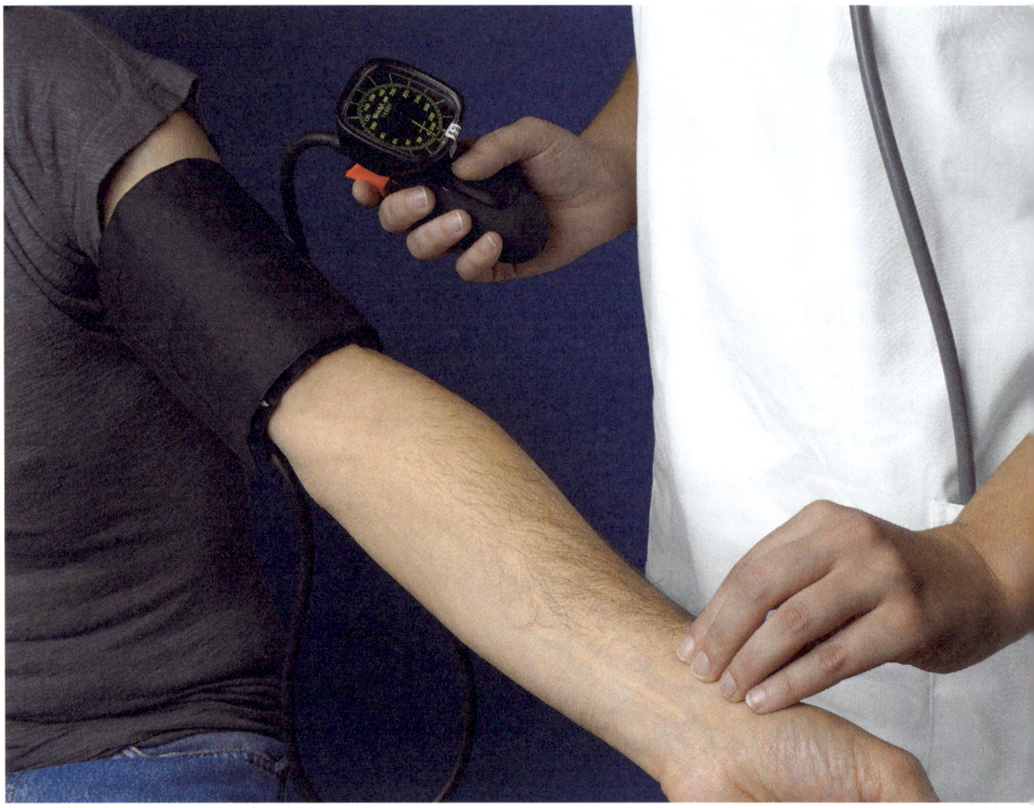

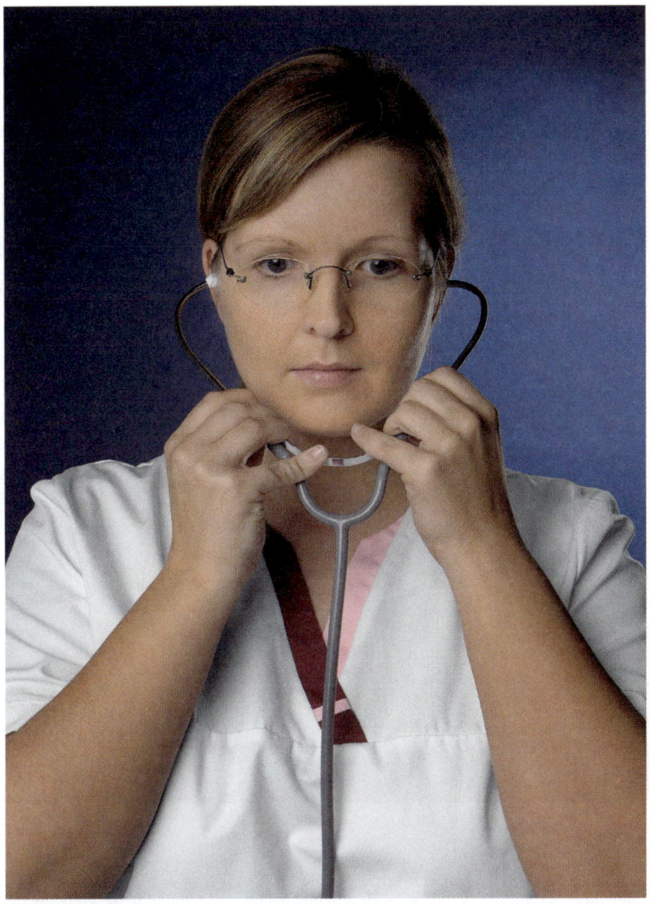

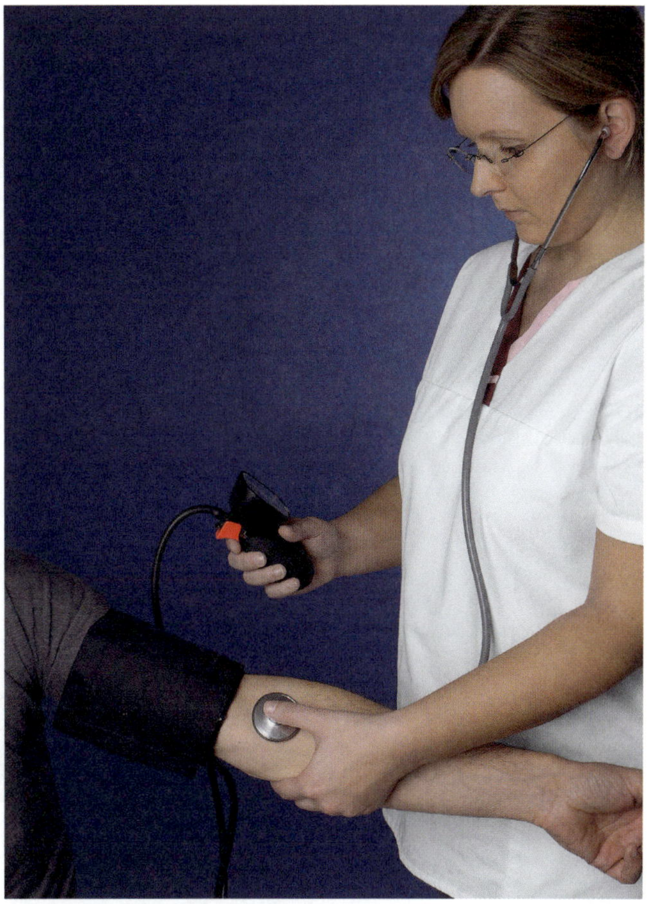

AUSKULTATORISCHE MESSUNG, SEITE 29

1. Stecken Sie sich die Ohroliven des Stethoskops in die Ohren.

2. Legen Sie den Schallaufnehmer des Stethoskops in die Ellenbeuge auf die Arteria brachialis.

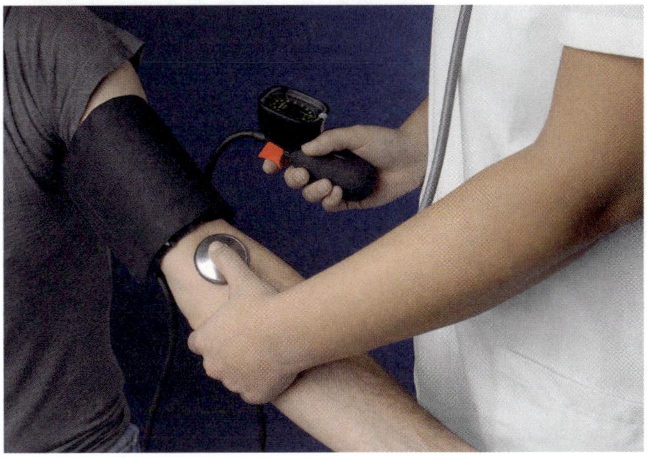

3. Öffnen Sie nun das Ventil und reduzieren Sie langsam den Druck der Manschette. Über das Stethoskop hören Sie bald ein pochendes Geräusch. Lesen Sie den ersten Wert (= Systole) beim ersten hörbaren Geräusch ab und den zweiten Wert (= Diastole) beim völligen Verschwinden des Geräusches (oder wenn dieses deutlich leiser wird). Entlüften Sie die Manschette vollständig und entfernen Sie sie vom Arm der Patientin/des Patienten.

ZU SEITE 30

Zur oszillomotorischen Messung stehen voll- und halbautomatische Geräte für den Oberarm und das Handgelenk zur Verfügung.
Die Anwendung ist sehr einfach, sodass sich diese Geräte für die Selbstkontrolle der Patienten/Patientinnen anbieten.

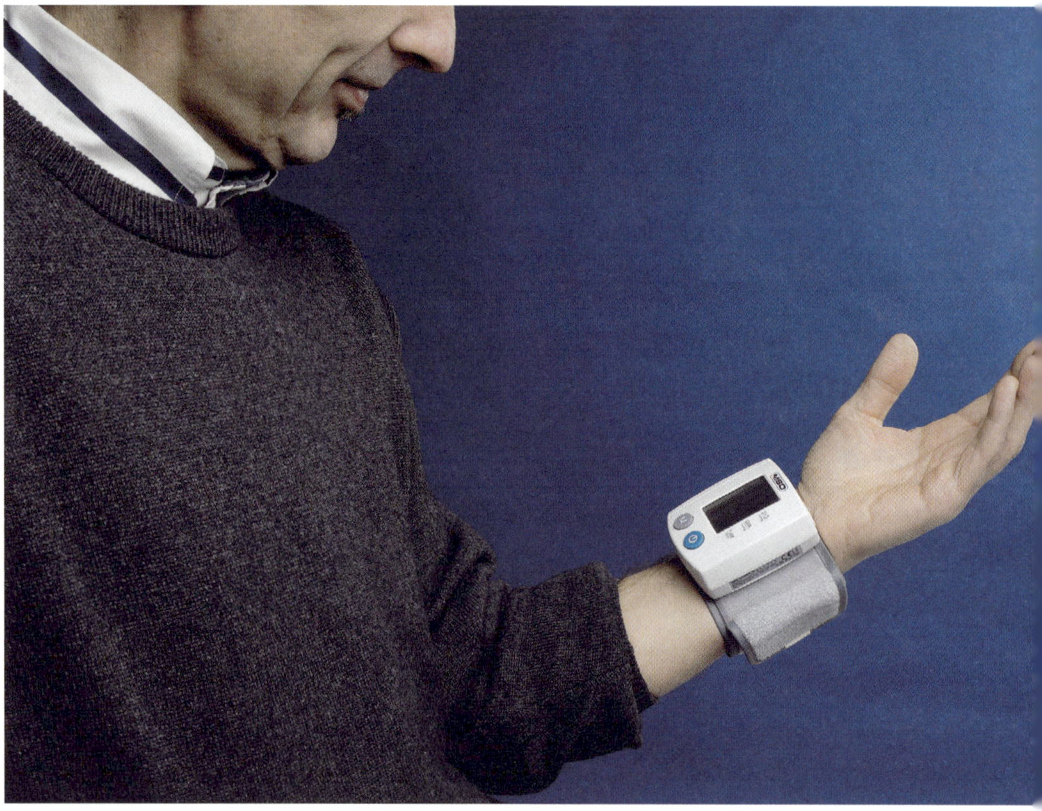

BLUTDRUCKGERÄT MIT QUECKSILBERSÄULE NACH RIVA-ROCCI

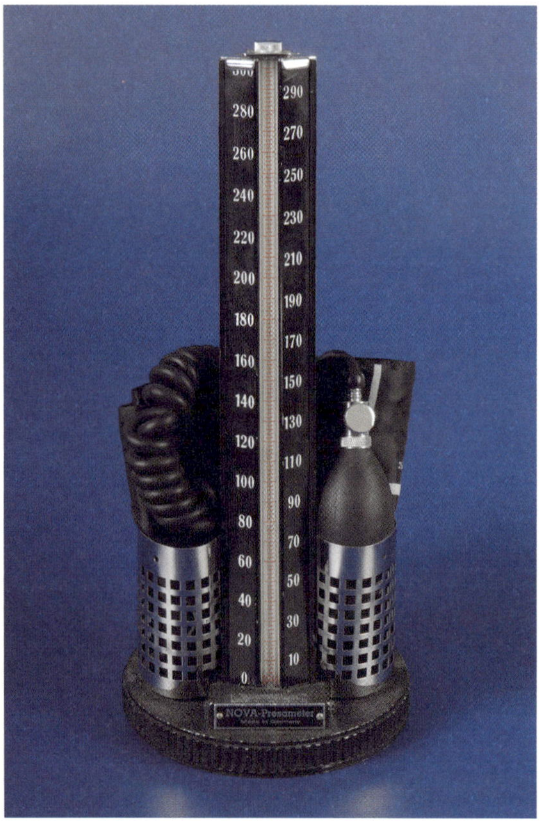

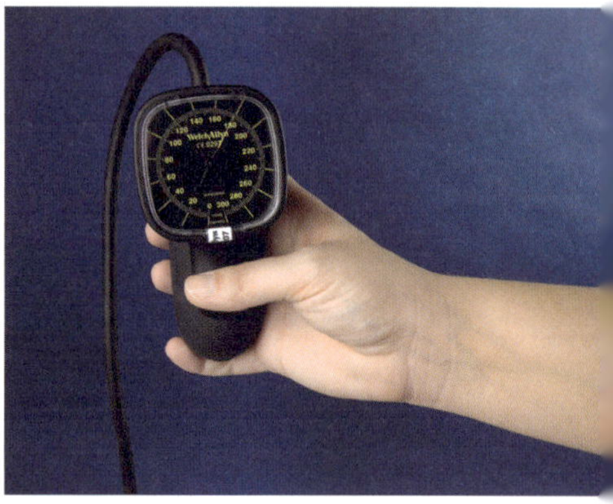

BUTDRUCKGERÄT MIT FEDERMANOMETER NACH RECKLINGHAUSEN

BLUTDRUCKMESSUNG – ARBEITSAUFTRAG

Sozialform

Gruppenarbeit

Verteilen Sie nach der Demonstration folgende Rollen:
- 1 Patientin/Patient
- 1 Pflegefachperson
- 1 Beobachterin/Beobachter

Einigen Sie sich darauf, wer von Ihnen die Rolle der Patientin/des Patienten, wer die Rolle der Pflegefachperson und wer die Rolle der Beobachterin/des Beobachters übernimmt.

Medien

Sie benutzen den Handlungsablauf und eine Beobachtungscheckliste, anhand deren Sie nach der Demonstration üben und die Ausführungen überprüfen können.
Es stehen Ihnen verschiedene Blutdruckmessgeräte, ein Stethoskop und ein Dokumentationssystem zur Verfügung.

Auftrag

Führen Sie nach Verteilung der Rollen die Blutdruckmessung (optimalerweise alle drei aufgeführten Möglichkeiten) an einer Kollegin/einem Kollegen korrekt durch.
Tragen Sie den ermittelten Wert in der Dokumentation (vgl. S. 43) oder einem anderen Formular einer Ihnen bekannten Institution ein.
Geben Sie sich gegenseitig ein Feedback zur Durchführung der Blutdruckmessung.
Wiederholen Sie diese Schritte so oft, dass jede Person in Ihrer Gruppe die Gelegenheit erhält, jede Rolle einmal einzunehmen.
Sie haben die Möglichkeit, verschiedene Blutdruckapparate zu benutzen und die erhaltenen Werte zu vergleichen.
Diskutieren Sie die Vor- und Nachteile der Geräte in der Anwendung und die verschiedenen Messergebnisse.

Zeit

45 Minuten

Feedback nach der Übung

Pflegefachperson

- Was ist mir gut gelungen?
- Wo fühlte ich mich sicher?
- Wo traten Schwierigkeiten/Unsicherheiten auf?
- Welche Erkenntnisse ziehe ich daraus?

Die Patientin/der Patient und anschliessend die Beobachterin/der Beobachter geben zu folgenden Punkten ein Feedback:

Patientin/Patient

- Wie wurde ich in die Handlung einbezogen?
- Wurde ich umfassend informiert?
- War die Lagerung für mich angenehm?
- Wie habe ich die Blutdruckmessung erlebt?
- Wurden meine Fragen im Anschluss an die Blutdruckmessung zufriedenstellend beantwortet?

Beobachterin/ Beobachter

- Wurde das benötigte Material vollständig und korrekt gerichtet?
- War das Vorgehen gemäss der Beobachtungscheckliste sorgfältig und korrekt?
- Wurde bei Unklarheiten nachgefragt?

Blutdruckmessung – Beobachtungscheckliste

HANDLUNGSSCHRITTE	BESCHREIBUNG	BEGRÜNDUNG	BEOBACHTUNGEN
Vorbereitung			
Sich informieren	Informieren Sie sich in der Patientendokumentation, wie oft und wann der Blutdruck (BD) gemessen werden soll.	Erste Informationen über die bisherigen Werte der Patientin/des Patienten ermöglichen die Beurteilung des aktuellen Wertes. Eine gezielte Blutdruckkontrolle dient der Dokumentation eines Verlaufs, zum Beispiel von Veränderungen des Blutdrucks oder der Wirkung von Medikamenten.	☐ richtig ☐ falsch ☐ nicht ausgeführt
Material	Stellen Sie die Materialien zusammen: Blutdruckapparat und Stethoskop.	Durch das korrekte und vollständige Zusammenstellen von funktionstüchtigem Material sorgen Sie dafür, dass Sie das Zimmer nicht wieder verlassen müssen. Sie können sich sofort ganz auf die Patientin/den Patienten konzentrieren.	☐ richtig ☐ falsch ☐ nicht ausgeführt
	Achten Sie auf die korrekte Manschettenwahl. Armumfang: Manschettenbreite: bis 40 cm 12 bis 14 cm über 40 cm 16 bis 20 cm	Eine zu schmale Manschette führt zu falsch hohen Blutdruckwerten.	☐ richtig ☐ falsch ☐ nicht ausgeführt
Präsenzlicht	Schalten Sie beim Betreten des Patientenzimmers das Präsenzlicht ein.	Das Präsenzlicht markiert im Flur die Anwesenheit einer Pflegefachperson im Patientenzimmer.	☐ richtig ☐ falsch ☐ nicht ausgeführt
Händehygiene	Desinfizieren Sie sich die Hände.	Die Übertragung von Mikroorganismen wird verhindert.	☐ richtig ☐ falsch ☐ nicht ausgeführt
Patient/Patientin informieren	Erklären Sie Anlass und Vorgehen bei der Blutdruckmessung.	Die Patientin/der Patient weiss, welche Handlung an ihr/ihm geplant ist. Eine korrekte Information fördert die Akzeptanz und das Vertrauen der Patientin/des Patienten. Sie/er fühlt sich respektiert. Die Information der Patientin/des Patienten	☐ richtig ☐ falsch ☐ nicht ausgeführt

HANDLUNGSSCHRITTE	BESCHREIBUNG	BEGRÜNDUNG	BEOBACHTUNGEN
Vorbereitung			
		ist ein wichtiges Element bei der Gestaltung einer partizipativen Pflegebeziehung.	
Patientensituation einschätzen	Informieren Sie sich, womit die Patientin/der Patient vorgängig beschäftigt war. Die Patientin/der Patient soll mindestens drei bis fünf Minuten vor der Messung ruhen.	Vorgängige seelische oder körperliche Belastungen führen zu falsch hohen Werten.	☐ richtig ☐ falsch ☐ nicht ausgeführt
Einrichten des Arbeitsplatzes	Legen Sie die Materialien bereit. Bringen Sie das Bett auf Arbeitshöhe.	Alle Materialien sind erreichbar, ein störungsfreier Ablauf ist möglich. Rückenschonendes Arbeiten ist gewährleistet.	☐ richtig ☐ falsch ☐ nicht ausgeführt
	Sorgen Sie für eine ruhige Umgebung. Beseitigen Sie Störquellen, schalten Sie beispielsweise Radio- und TV-Geräte aus.	Lärm erschwert das Hören leiser Arterientöne.	☐ richtig ☐ falsch ☐ nicht ausgeführt
Lagerung	Unterstützen Sie die Patientin/den Patienten dabei, eine sitzende oder liegende Position einzunehmen, die für sie/ihn bequem ist.	Sowohl die Körperlage als auch die Lagerung des Arms im Verhältnis zur Höhe des Herzes beeinflussen das Messergebnis. Wenn die Patientin/der Patient bei der Messung steht, führt dies zu falsch niedrigen Werten.	☐ richtig ☐ falsch ☐ nicht ausgeführt
	Der Arm soll so gelagert sein, dass sich die Ellenbeuge auf Herzhöhe befindet. Der Arm wird dabei fast gestreckt.	Befindet sich die Ellenbeuge unter Herzhöhe, werden falsch hohe Werte ermittelt.	☐ richtig ☐ falsch ☐ nicht ausgeführt

HANDLUNGSSCHRITTE	BESCHREIBUNG	BEGRÜNDUNG	BEOBACHTUNGEN
Durchführung			
Anlegen und Aufpumpen der Manschette	Entlüften Sie die Manschette völlig.	Eine nicht völlig entlüftete Manschette führt zu falschen Werten.	☐ richtig ☐ falsch ☐ nicht ausgeführt
	Legen Sie den Oberarm frei, gegebenenfalls muss die Patientin/der Patient aus dem Ärmel schlüpfen.	Die Messung kann ungehindert durchgeführt werden. Einschnürungen oberhalb der Manschette werden vermieden.	
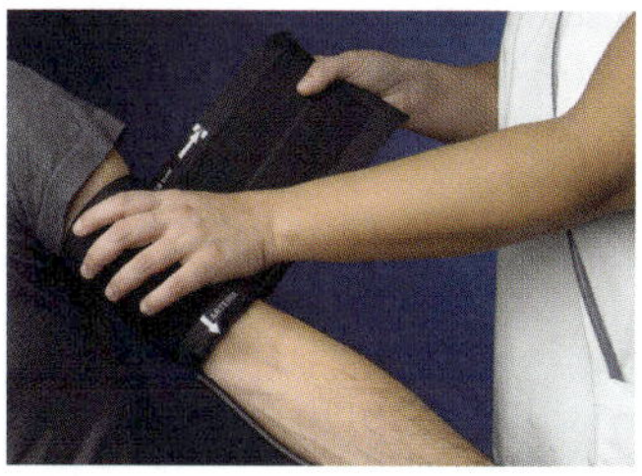	Legen Sie die luftleere Manschette fest und faltenfrei an, ohne dass sie jedoch einschnürt.	Eine Einschnürung führt zur venösen Stauung in dieser Extremität. Dies verändert den Wert.	
→ SEITE 32	Die Manschette endet ca. 2,5 cm oberhalb der Ellenbeuge.	Ist die Manschette falsch positioniert, kann sich daraus systolisch und diastolisch eine Differenz von über 10 mmHg ergeben.	
	Platzieren Sie die Manschette so, dass der Schlauch seitlich der Ellenbeuge endet und nicht abknickt.	Befindet sich der Schlauch direkt in der Ellenbeuge, kann der Schallaufnehmer des Stethoskops nicht platziert werden. Es besteht die Gefahr, dass der Schlauch weggedrückt wird und abknickt. Ein falscher Wert wird ermittelt.	☐ richtig ☐ falsch ☐ nicht ausgeführt
	Schliessen Sie das Ventil am Manometer und legen Sie das Stethoskop an.		
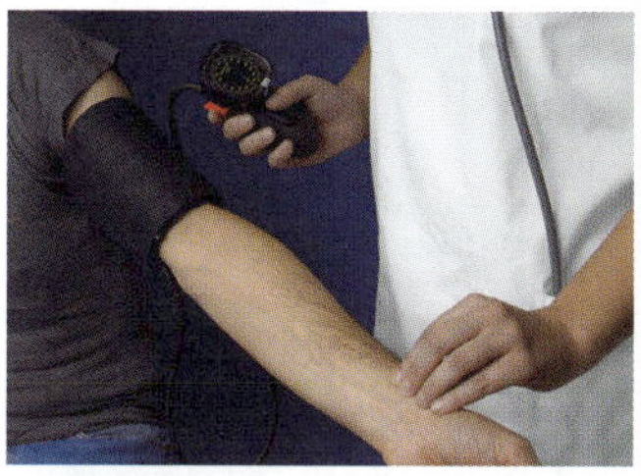 → SEITE 32 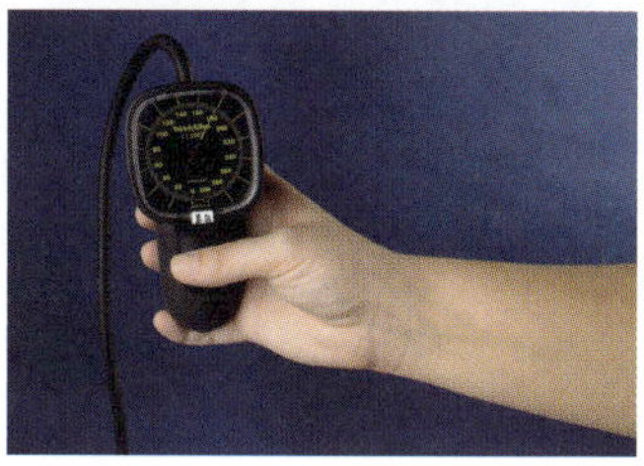 → SEITE 34	Pumpen Sie die Manschette unter Palpation des Radialispulses rasch auf einen Wert auf, der ca. 30 mmHg oberhalb des Druckes liegt, bei dem der Radialispuls verschwindet.	Wird die Manschette zu wenig aufgepumpt, kann der systolische Druck nicht ermittelt werden, da dessen Wert höher liegt. Wird mit der Manschette ein zu hoher Druck auf den Arm ausgeübt, ist dies für die Patientin/den Patienten schmerzhaft.	☐ richtig ☐ falsch ☐ nicht ausgeführt

HANDLUNGSSCHRITTE	BESCHREIBUNG	BEGRÜNDUNG	BEOBACHTUNGEN
Durchführung			
1. Möglichkeit: Auskultatorische Messung	Stecken Sie sich die Ohroliven des Stethoskops in die Ohren und legen Sie den Schallaufnehmer in die Ellenbeuge auf die *Arteria brachialis.*		☐ richtig ☐ falsch ☐ nicht ausgeführt
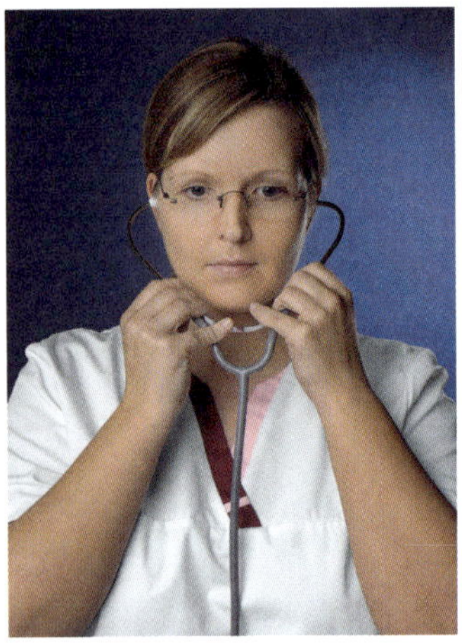 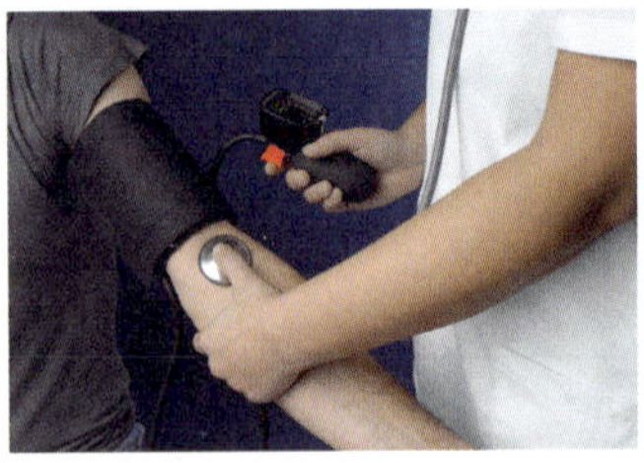	Verringern Sie den Druck der Manschette durch vorsichtiges Öffnen des Ventils langsam (2 bis 3 mmHg pro Sekunde bzw. pro Herzschlag), sodass der Zeiger/die Säule langsam fällt.	Bei zu raschem Vorgehen kann der erste Ton verpasst werden. Wird der Druck zu langsam verringert, ist dies unangenehm für die Patientin/den Patienten, und durch die lange Stauung wird ein falsch hoher Wert ermittelt.	☐ richtig ☐ falsch ☐ nicht ausgeführt
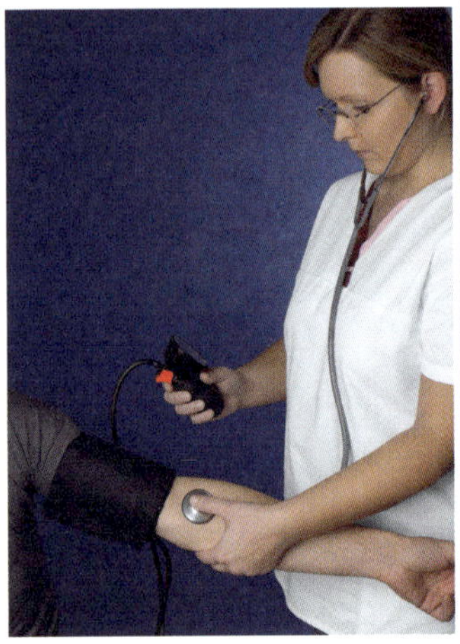 → SEITE 33	Richten Sie Ihre Aufmerksamkeit auf das Stethoskop. Lesen Sie den Druckwert beim ersten hörbaren pochenden Geräusch (Korotkow-Geräusch) am Manometer ab (= Systole). Lesen Sie den zweiten Druckwert (= Diastole) beim völligen Verschwinden der Geräusche ab (oder wenn die Geräusche deutlich leiser werden). Lassen Sie die Restluft aus der Manschette und lösen Sie die Manschette vom Arm.		☐ richtig ☐ falsch ☐ nicht ausgeführt

HANDLUNGSSCHRITTE	BESCHREIBUNG	BEGRÜNDUNG	BEOBACHTUNGEN
Durchführung			
2. Möglichkeit: Palpatorische Messung	Verringern Sie den Druck der Manschette durch vorsichtiges Öffnen des Ventils langsam (2 bis 3 mmHg pro Sekunde bzw. pro Herzschlag). Lesen Sie beim ersten spürbaren Pulsschlag an der *A. radialis* den systolischen Wert auf dem Manometer ab. Lassen Sie die Restluft aus der Manschette und lösen Sie die Manschette vom Arm.	Bei zu raschem Vorgehen kann der erste Ton verpasst werden. Wird der Druck zu langsam reduziert, ist dies sehr unangenehm für die Patientin/den Patienten.	☐ richtig ☐ falsch ☐ nicht ausgeführt
3. Möglichkeit: Oszillomotorische Messung 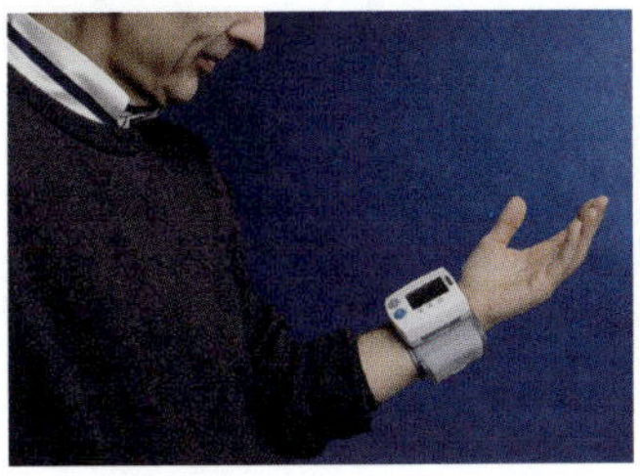 → SEITE 34	Legen Sie die luftleere Manschette am Oberarm oder Handgelenk an. Achten Sie besonders bei Geräten für das Handgelenk darauf, dass sich das Gerät während der Messung auf Herzhöhe befindet. Schalten Sie das Gerät an. Pumpen Sie die Manschette von Hand oder per Knopfdruck auf. Lesen Sie den digitalen Wert ab und lösen Sie die Manschette.		☐ richtig ☐ falsch ☐ nicht ausgeführt
Patientin/Patienten informieren	Informieren Sie die Patientin/den Patienten über den ermittelten Wert.	Die Patientin/der Patient hat ein Recht auf Information.	☐ richtig ☐ falsch ☐ nicht ausgeführt
Messwiederholung wegen Unsicherheit	Warten Sie bei einer Wiederholung der Messung (z. B. wegen Unsicherheit) mindestens eine Minute bei völlig druckentlasteter Manschette.	Eine zu rasche Messwiederholung führt zu falschen Messergebnissen.	☐ richtig ☐ falsch ☐ nicht ausgeführt

HANDLUNGSSCHRITTE	BESCHREIBUNG	BEGRÜNDUNG	BEOBACHTUNGEN
Nachsorge			
Lagerung	Unterstützen Sie bei Bedarf die Patientin/den Patienten dabei, eine bequeme Lage einzunehmen. Orientieren Sie sich dabei an den Wünschen und am Befinden der Patientin/des Patienten.	Das Wohlbefinden wird gefördert, und die Patientin/der Patient kann sich wieder mit etwas anderem beschäftigen.	☐ richtig ☐ falsch ☐ nicht ausgeführt
Händedesinfektion	Desinfizieren Sie sich die Hände.	Die Übertragung von Mikroorganismen wird verhindert.	☐ richtig ☐ falsch ☐ nicht ausgeführt
Dokumentation in der Patientenakte	Tragen Sie die gemessenen Werte in die Patientenakte ein. Eventuell wird die Uhrzeit angegeben.	Eine vollständige Dokumentation gewährleistet den Informationsfluss.	☐ richtig ☐ falsch ☐ nicht ausgeführt
Präsenzlicht	Schalten Sie das Präsenzlicht aus, wenn Sie das Patientenzimmer verlassen.	Wenn Sie das Präsenzlicht nicht ausschalten, besteht die Gefahr, dass das Läuten der Patientin/des Patienten einen Alarm auslöst.	☐ richtig ☐ falsch ☐ nicht ausgeführt
Nachbereitung Manschette und Stethoskop	Reinigen Sie den Blutdruckapparat und das Stethoskop entsprechend dem hausinternen Hygienestandard.		☐ richtig ☐ falsch ☐ nicht ausgeführt

Notizen

Name der Patientin/des Patienten:

____

Blutdruckmessung – Dokumentation

Datum									
P 140	Temp 40 °C								
120	39 °C								
100	38 °C								
80	37 °C								
60	36 °C								
40	35 °C								
Blutdruck									

Legende (exemplarisch): Parameter: Blutdruck – Darstellung: Systole/Diastole – Farbe: blau

Datum	Pflegebericht	Initialen

Eintragungen: Frühdienst: blau Spätdienst: schwarz Nachtdienst: rot

2.2 Pulskontrolle

HANDLUNGSSCHRITTE	BESCHREIBUNG	BEGRÜNDUNG	HINWEISE
Vorbereitung			
Sich informieren	Informieren Sie sich in der Patientendokumentation, wie oft und wann der Puls (P) gemessen werden muss.	Erste Informationen über die bisherigen Werte der Patientin/des Patienten ermöglichen die Beurteilung des aktuellen Werts. Eine gezielte Pulskontrolle dient der Dokumentation eines Verlaufes, zum Beispiel von Veränderungen des Pulses oder der Wirkung von Medikamenten.	Die Pflegefachperson kann in bestimmten Situationen selbst die Notwendigkeit einer Pulskontrolle festlegen; beispielsweise aufgrund des Allgemeinbefindens der Patientin/des Patienten.
Material	Stellen Sie das Material zusammen: Uhr mit Sekundenzeiger.	Durch das korrekte und vollständige Zusammenstellen von funktionstüchtigem Material sorgen Sie dafür, dass Sie das Zimmer nicht wieder verlassen müssen. Sie können sich sofort ganz auf die Patientin/den Patienten konzentrieren. Eine Uhr mit Sekundenzeiger ist notwendig, da die Pulskontrolle über einen Zeitraum von 15 Sekunden durchgeführt wird.	Teilweise befindet sich im Patientenzimmer bereits eine Wanduhr mit Sekundenzeiger.
Präsenzlicht	Schalten Sie das Präsenzlicht beim Betreten des Patientenzimmers ein.	Das Präsenzlicht markiert im Flur die Anwesenheit einer Pflegefachperson im Patientenzimmer.	
Händehygiene	Desinfizieren Sie sich die Hände.	Die Übertragung von Mikroorganismen wird verhindert.	Beachten Sie institutionsinterne Weisungen und Standards zur Händehygiene.
Patienten/Patientin informieren	Erklären Sie Anlass und Vorgehen bei der Pulskontrolle.	Die Patientin/der Patient weiss, welche Pflegehandlung an ihr/ihm geplant ist. Eine korrekte Information fördert die Akzeptanz und das Vertrauen der Patientin/des Patienten. Sie/er fühlt sich respektiert. Die Information der Patientin/des Patienten ist ein wichtiges Element bei der Gestaltung einer partizipativen Pflegebeziehung.	Passen Sie Ihr Kommunikationsverhalten dem Zustand und den Fähigkeiten der Patientin/des Patienten an.

Eintritt
Artztverordnung
Arythmie } 1min

HANDLUNGSSCHRITTE	BESCHREIBUNG	BEGRÜNDUNG	HINWEISE
Vorbereitung			
Patientensituation einschätzen	Informieren Sie sich, womit die Patientin/der Patient vorgängig beschäftigt war.	Körperliche Aktivitäten und die psychische Verfassung beeinflussen den Puls.	
Einrichten des Arbeitsplatzes	Legen Sie die Materialien bereit.	Alle Materialien sind erreichbar, ein störungsfreier Ablauf ist möglich.	
	Bringen Sie das Bett auf Arbeitshöhe.	Rückenschonendes Arbeiten ist gewährleistet.	
Lagerung	Lagern Sie die Patientin/den Patienten so, dass der gewünschte Pulsort für Sie gut zugänglich ist. Unterstützen Sie die Patientin/den Patienten dabei, eine für sie/ihn bequeme Position einzunehmen.	Eine bequeme Lagerung während der Pulskontrolle ist gewährleistet.	
Durchführung			
1. Möglichkeit: Manuelle Pulsmessung	Tasten Sie die *Arteria radialis.*	Die *Arteria radialis* ist leicht zugänglich. In der Regel muss die Patientin/der Patient in diesem Falle keine Kleidungsstücke ausziehen.	Bei Patienten/Patientinnen im Schock oder mit schlecht tastbarem Radialispuls erfolgt die Messung an der *A. carotis* oder *A. femoralis.* Je nach Messort muss der Patient/die Patientin so gelagert werden, dass die gewünschten Pulsstellen zugänglich sind. *Cave:* Während der Kompression der *A. carotis* wird die Blutzufuhr zum Gehirn vermindert, und es können heftige Kreislaufreaktionen ausgelöst werden.
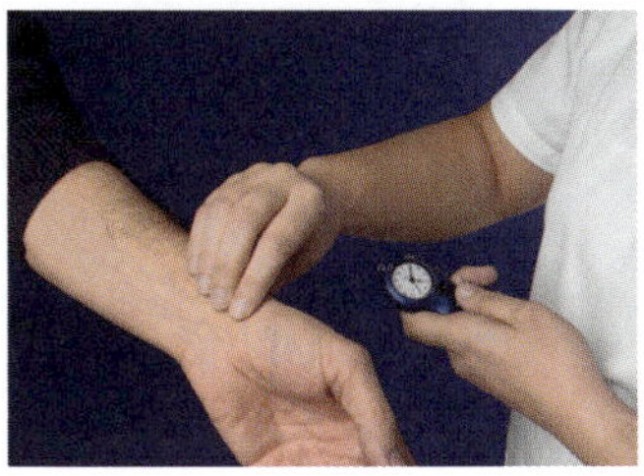	Legen Sie Zeige-, Mittel- und Ringfinger auf die Arterie.	Wenn der Daumen für die Messung benützt wird, besteht die Gefahr, dass man den eigenen Puls misst.	
→ SEITE 54	Drücken Sie die Arterie mit sanftem Druck nach unten.	Bei zu leichtem Druck können eventuell nicht alle Schläge gezählt werden. Bei zu starkem Druck wird die Pulswelle unterdrückt.	

HANDLUNGSSCHRITTE	BESCHREIBUNG	BEGRÜNDUNG	HINWEISE
Durchführung			
	Zählen Sie die Schläge und sehen Sie dabei auf die Uhr. Bei regelmässigem Puls zählen Sie 15 Sekunden lang die Pulsschläge und multiplizieren den Wert mit vier.	Bei rhythmischem Puls ist die Dauer von 15 Sekunden ausreichend. Der Wert wird mit vier multipliziert, da der Pulswert immer pro Minute (60 Sekunden) angegeben wird.	Der erste Schlag wird mit der Zahl Null gezählt. Bei Patienten und Patientinnen mit Herzrhythmusstörungen wird der Puls grundsätzlich über eine volle Minute gezählt, damit die Rhythmusstörung entsprechend wahrgenommen werden kann. Beim Auszählen muss auch auf Pulsrhythmus und Pulsqualität geachtet werden.
2. Möglichkeit: Auskultatorische Messung	Sorgen Sie für eine ruhige Umgebung. Beseitigen Sie Störquellen, schalten Sie beispielsweise Radio- und TV-Geräte aus.	Lärm erschwert das Hören der Herztöne.	Während der Messung gilt es, das Verständnis der Patientin/des Patienten für eine Redepause zu wecken.
	Legen Sie den Schallaufnehmer des Stethoskops in Herzhöhe auf den Thorax.	Bei Patienten/Patientinnen mit Pulsdefizit entspricht der periphere Puls nicht der tatsächlichen Herzfrequenz. Bei Patienten mit schwachen Pulswellen ist der periphere Puls nicht tastbar.	Bei dünner, leichter Bekleidung kann der Schallaufnehmer über den Kleidern positioniert werden. Dies erleichtert die Vorgehensweise.
	Schauen Sie auf die Uhr und zählen Sie die Schläge.		Die Dauer der Messung ist vom Rhythmus abhängig und variiert von 15 Sekunden bis zu einer Minute.
Patientin/Patienten informieren	Informieren Sie die Patientin/den Patienten über den ermittelten Wert.	Die Patientin/der Patient hat ein Recht auf Information.	

HANDLUNGSSCHRITTE	BESCHREIBUNG	BEGRÜNDUNG	HINWEISE
Nachsorge			
Lagerung	Unterstützen Sie bei Bedarf die Patientin/den Patienten dabei, eine bequeme Lage einzunehmen. Orientieren Sie sich dabei an den Wünschen und dem Befinden der Patientin/des Patienten.	Das Wohlbefinden wird gefördert, und die Patientin/der Patient kann sich wieder mit etwas anderem beschäftigen.	
Händedesinfektion	Desinfizieren Sie sich die Hände.	Die Übertragung von Mikroorganismen wird verhindert.	Beachten Sie institutionsinterne Weisungen und Standards zur Händehygiene.
Dokumentation in der Patientenakte	Tragen Sie den gemessenen Wert in die Patientenakte ein.	Eine vollständige Dokumentation gewährleistet den Informationsfluss.	Der ermittelte Wert wird mit den bereits eingetragenen Werten verglichen. Eventuell befinden sich in der Akte Verordnungen zu Massnahmen, wenn der Puls bestimmte Limiten über- oder unterschreitet. Auffälligkeiten werden der Ärztin/dem Arzt gemeldet.
Präsenzlicht	Schalten Sie das Präsenzlicht aus, wenn Sie das Zimmer verlassen.	Wenn Sie das Präsenzlicht nicht ausschalten, besteht die Gefahr, dass das Läuten der Patientin/des Patienten einen Alarm auslöst.	

PULSKONTROLLE – ARBEITSAUFTRAG

Sozialform

Gruppenarbeit

Verteilen Sie nach der Demonstration folgende Rollen:
- 1 Patientin/Patient
- 1 Pflegefachperson
- 1 Beobachterin/Beobachter

Einigen Sie sich darauf, wer von Ihnen die Rolle der Patientin/des Patienten, wer die Rolle der Pflegefachperson und wer die Rolle der Beobachterin/des Beobachters übernimmt.

Medien

Sie benutzen den Handlungsablauf und eine Beobachtungscheckliste, anhand deren Sie nach der Demonstration üben und die Ausführungen überprüfen können.
Sie benötigen ausserdem eine Uhr mit Sekundenzeiger und ein Dokumentationssystem.

Auftrag

Tasten Sie nach Verteilung der Rollen den Puls der Patientin/des Patienten an folgenden Stellen:
Arteria radialis, Arteria dorsalis pedis, Arteria temporalis, Arteria carotis.
Führen Sie anschliessend eine periphere und zentrale Pulsmessung durch.
Messen Sie den Puls zuerst im Liegen. Geben sie anschliessend der Patientin/dem Patienten eine Aufgabe, zum Beispiel: zehn Kniebeugen, schnell eine Treppe hochsteigen o. Ä.
Kontrollieren Sie anschliessend den Puls erneut.
Tragen Sie die ermittelten Werte in der Dokumentation (S. 53) oder im Formular einer Ihnen bekannten Institution ein.
Geben Sie sich gegenseitig ein Feedback zur Durchführung der Pulskontrolle.
Wiederholen Sie diese Schritte so oft, dass jede Person in Ihrer Gruppe die Gelegenheit erhält, jede Rolle einmal einzunehmen.

Zeit

45 Minuten

Feedback nach der Übung

Pflegefachperson

- Was ist mir gut gelungen?
- Wo fühlte ich mich sicher?
- Wo traten Schwierigkeiten/Unsicherheiten auf?
- Welche Erkenntnisse ziehe ich daraus?

Die Patientin/der Patient und anschliessend die Beobachterin/der Beobachter geben zu folgenden Punkten Feedback:

Patientin/Patient

- Wie wurde ich in die Handlung einbezogen?
- Wurde ich umfassend informiert?
- War die Lagerung für mich angenehm?
- Wie habe ich die Pulskontrolle erlebt?
- Wurden meine Fragen im Anschluss an die Pulskontrolle zufriedenstellend beantwortet?

Beobachterin/

- Wurde das benötigte Material vollständig und korrekt gerichtet?
- War das Vorgehen gemäss der Beobachtungscheckliste sorgfältig und korrekt?
- Wurde bei Unklarheiten nachgefragt?

Pulskontrolle – Beobachtungscheckliste

HANDLUNGSSCHRITTE	BESCHREIBUNG	BEGRÜNDUNG	BEOBACHTUNGEN
Vorbereitung			
Sich informieren	Informieren Sie sich in der Patientendokumentation, wie oft und wann der Puls (P) gemessen werden muss.	Erste Informationen über die bisherigen Werte der Patientin/des Patienten ermöglichen die Beurteilung des aktuellen Werts. Eine gezielte Pulskontrolle dient der Dokumentation eines Verlaufes, zum Beispiel von Veränderungen des Pulses oder der Wirkung von Medikamenten.	☐ richtig ☐ falsch ☐ nicht ausgeführt
Material	Stellen Sie das Material zusammen: Uhr mit Sekundenzeiger.	Durch das korrekte und vollständige Zusammenstellen von funktionstüchtigem Material sorgen Sie dafür, dass Sie das Zimmer nicht wieder verlassen müssen. Sie können sich sofort ganz auf die Patientin/den Patienten konzentrieren. Eine Uhr mit Sekundenzeiger ist notwendig, da die Pulskontrolle über einen Zeitraum von 15 Sekunden durchgeführt wird.	☐ richtig ☐ falsch ☐ nicht ausgeführt
Präsenzlicht	Schalten Sie das Präsenzlicht beim Betreten des Patientenzimmers ein.	Das Präsenzlicht markiert im Flur die Anwesenheit einer Pflegefachperson im Patientenzimmer.	☐ richtig ☐ falsch ☐ nicht ausgeführt
Händehygiene	Desinfizieren Sie sich die Hände.	Die Übertragung von Mikroorganismen wird verhindert.	☐ richtig ☐ falsch ☐ nicht ausgeführt
Patienten/Patientin informieren	Erklären Sie Anlass und Vorgehen bei der Pulskontrolle.	Die Patientin/der Patient weiss, welche Pflegehandlung an ihr/ihm geplant ist. Eine korrekte Information fördert die Akzeptanz und das Vertrauen der Patientin/des Patienten. Sie/er fühlt sich respektiert. Die Information der Patientin/des Patienten ist ein wichtiges Element bei der Gestaltung einer partizipativen Pflegebeziehung.	☐ richtig ☐ falsch ☐ nicht ausgeführt

HANDLUNGSSCHRITTE	BESCHREIBUNG	BEGRÜNDUNG	HINWEISE
Vorbereitung			
Patientensituation einschätzen	Informieren Sie sich, womit die Patientin/der Patient vorgängig beschäftigt war.	Körperliche Aktivitäten und die psychische Verfassung beeinflussen den Puls.	☐ richtig ☐ falsch ☐ nicht ausgeführt
Einrichten des Arbeitsplatzes	Legen Sie die Materialien bereit.	Alle Materialien sind erreichbar, ein störungsfreier Ablauf ist möglich.	☐ richtig ☐ falsch ☐ nicht ausgeführt
	Bringen Sie das Bett auf Arbeitshöhe.	Rückenschonendes Arbeiten ist gewährleistet.	
Lagerung	Lagern Sie die Patientin/den Patienten so, dass der gewünschte Pulsort für Sie gut zugänglich ist. Unterstützen Sie die Patientin/den Patienten dabei, eine für sie/ihn bequeme Position einzunehmen.	Eine bequeme Lagerung während der Pulskontrolle ist gewährleistet.	☐ richtig ☐ falsch ☐ nicht ausgeführt
Durchführung			
1. Möglichkeit: Manuelle Pulsmessung	Tasten Sie die *Arteria radialis.*	Die *Arteria radialis* ist leicht zugänglich. In der Regel muss die Patientin/der Patient in diesem Falle keine Kleidungsstücke ausziehen.	☐ richtig ☐ falsch ☐ nicht ausgeführt
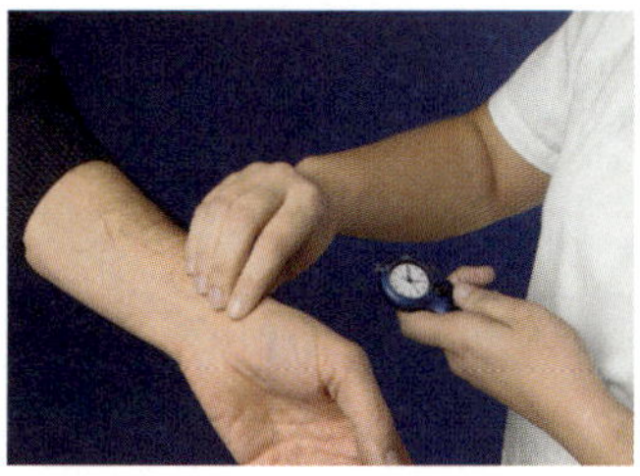	Legen Sie Zeige-, Mittel- und Ringfinger auf die Arterie.	Wenn der Daumen für die Messung benützt wird, besteht die Gefahr, dass man den eigenen Puls misst.	
→ SEITE 54	Drücken Sie die Arterie mit sanftem Druck nach unten.	Bei zu leichtem Druck können eventuell nicht alle Schläge gezählt werden. Bei zu starkem Druck wird die Pulswelle unterdrückt.	
	Zählen Sie die Schläge und sehen Sie dabei auf die Uhr. Bei regelmässigem Puls zählen Sie 15 Sekunden lang die Pulsschläge und multiplizieren den Wert mit vier.	Bei rhythmischem Puls ist die Dauer von 15 Sekunden ausreichend. Der Wert wird mit vier multipliziert, da der Pulswert immer pro Minute (60 Sekunden) angegeben wird.	☐ richtig ☐ falsch ☐ nicht ausgeführt

HANDLUNGSSCHRITTE	BESCHREIBUNG	BEGRÜNDUNG	BEOBACHTUNGEN
Durchführung			
2. Möglichkeit: Auskultatorische Messung	Sorgen Sie für eine ruhige Umgebung. Beseitigen Sie Störquellen, schalten Sie beispielsweise Radio- und TV-Geräte aus.	Lärm erschwert das Hören der Herztöne.	☐ richtig ☐ falsch ☐ nicht ausgeführt
	Legen Sie den Schallaufnehmer des Stethoskops in Herzhöhe auf den Thorax. Schauen Sie auf die Uhr und zählen Sie die Schläge.	Bei Patienten/Patientinnen mit Pulsdefizit entspricht der periphere Puls nicht der tatsächlichen Herzfrequenz. Bei Patienten mit schwachen Pulswellen ist der periphere Puls nicht tastbar.	
Patientin/Patienten informieren	Informieren Sie die Patientin/den Patienten über den ermittelten Wert.	Die Patientin/der Patient hat ein Recht auf Information.	☐ richtig ☐ falsch ☐ nicht ausgeführt
Nachsorge			
Lagerung	Unterstützen Sie bei Bedarf die Patientin/den Patienten dabei, eine bequeme Lage einzunehmen. Orientieren Sie sich dabei an den Wünschen und dem Befinden der Patientin/des Patienten.	Das Wohlbefinden wird gefördert, und die Patientin/der Patient kann sich wieder mit etwas anderem beschäftigen.	☐ richtig ☐ falsch ☐ nicht ausgeführt
Händedesinfektion	Desinfizieren Sie sich die Hände.	Die Übertragung von Mikroorganismen wird verhindert.	☐ richtig ☐ falsch ☐ nicht ausgeführt
Dokumentation in der Patientenakte	Tragen Sie den gemessenen Wert in die Patientenakte ein.	Eine vollständige Dokumentation gewährleistet den Informationsfluss.	☐ richtig ☐ falsch ☐ nicht ausgeführt
Präsenzlicht	Schalten Sie das Präsenzlicht aus, wenn Sie das Zimmer verlassen.	Wenn Sie das Präsenzlicht nicht ausschalten, besteht die Gefahr, dass das Läuten der Patientin/des Patienten einen Alarm auslöst.	☐ richtig ☐ falsch ☐ nicht ausgeführt

Name der Patientin/des Patienten: ____________________

Pulskontrolle – Dokumentation

Datum																	
P 140	Temp 40 °C																
120	39 °C																
100	38 °C																
80	37 °C																
60	36 °C																
40	35 °C																
Blutdruck																	

Legende (exemplarisch):

Parameter	Darstellung	Farbe
Puls rhythmisch	durchgezogene Linie	rot
Puls arrhythmisch	gestrichelte Linie	rot

Datum	Pflegebericht	Initialen

Eintragungen: Frühdienst: blau Spätdienst: schwarz Nachtdienst: rot

PULSKONTROLLE, SEITE 45

Die *Arteria radialis* wird mit dem Zeige-, Mittel- und Ringfinger sanft nach unten gedrückt. Die Pulsschläge werden bei rhythmischem Puls 15 Sekunden lang mithilfe einer Uhr mit Sekundenzeiger gezählt und dann mit vier multipliziert.

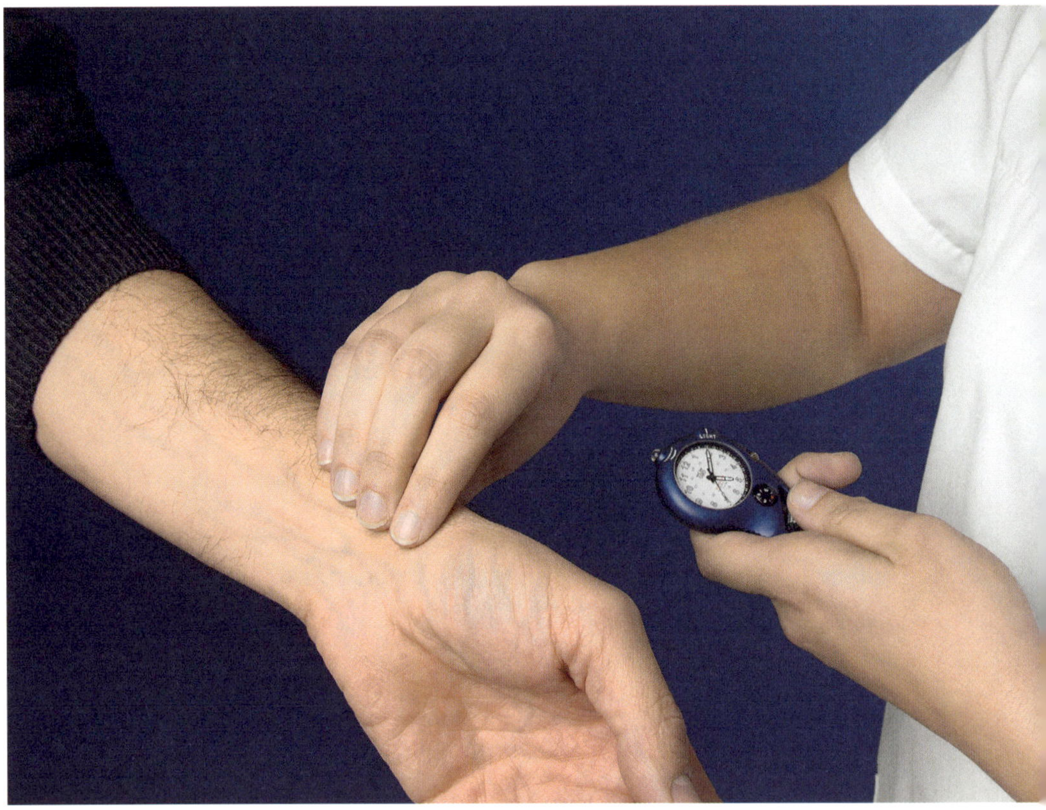

TEMPERATURMESSUNG, SEITE 56

Zur Temperaturmessung stehen verschiedene Arten von Thermometern zur Verfügung. Auf dem Bild sehen Sie eine Auswahl der vorhandenen Möglichkeiten:

a Maximumthermometer
b Digitalthermometer
c Infrarot-Ohrthermometer
d Digital-Schnullerthermometer

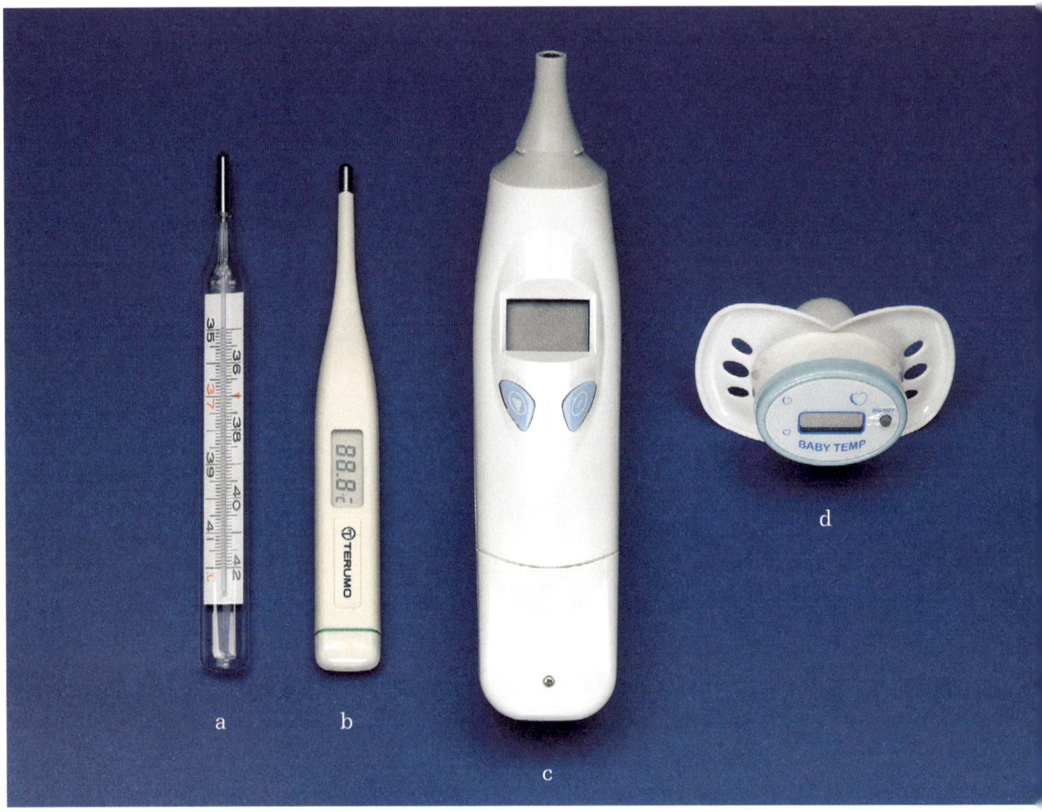

2.3 Temperaturmessung

Fallbeispiel (Teil 2)

Herr Bucher zeigt nun nicht mehr die Symptome eines Schüttelfrostes, er liegt mit geröteter, heisser Haut im Bett. Er leide unter Kopf- und Gliederschmerzen, gibt er an. Sie beschliessen, bei Herrn Bucher die Temperatur rektal zu messen, um den Fieberverlauf zu kontrollieren, und dokumentieren gerade den ermittelten Wert von 39,7 °C in der Fieberkurve. Herr Bucher ist diese Messtechnik lästig. Ausserdem fühlt er sich in seiner männlichen Ehre gekränkt, da man so seiner Meinung nach nur bei Kindern misst. Er versucht Sie davon zu überzeugen, dass dies bei ihm unnötig sei. Er würde die Temperaturmessung unter der Achsel bevorzugen. Seine Frau, die zu Besuch ist, antwortet ihm: «Ich habe gehört, das soll sehr ungenau sein.» Herr Sauter, der Bettnachbar, grinst und meint: «Im Mund kann man bei dir ja nicht messen – den kannst du ja, kaum dass es dir etwas besser geht, nicht lange genug halten.» Herr Bucher nimmt die Äusserung mit Humor. Er wendet sich wieder an Sie und sagt: «Ich habe gehört, dass man nun neumodische Thermometer benutzt. Sie sollen sehr schnell im Ohr messen. Haben Sie auf dieser Station kein Geld für neue Anschaffungen? Das wäre doch mal ein Fortschritt!»
Ihre Kollegin, die mit Ihnen im Zimmer ist, antwortet dem Patienten: «Wir können an Ihnen nicht jede Art von Thermometer benutzen. Sonst lassen sich die Ergebnisse nicht miteinander vergleichen, und keiner weiss mehr, ob das Fieber sinkt, steigt oder unverändert ist.»
Sie gehen nachdenklich aus dem Zimmer und fragen sich, wann welche Thermometerart eingesetzt wird und wie die Werte von verschiedenen Messorten miteinander verglichen werden können. Ausserdem sind Sie unsicher, ob aus dem Wert, den Sie bereits dokumentiert haben, ersichtlich wird, dass er rektal gemessen wurde.

TEMPERATURMESSUNG – ARBEITSAUFTRAG

Sozialform Gruppenarbeit

Medien

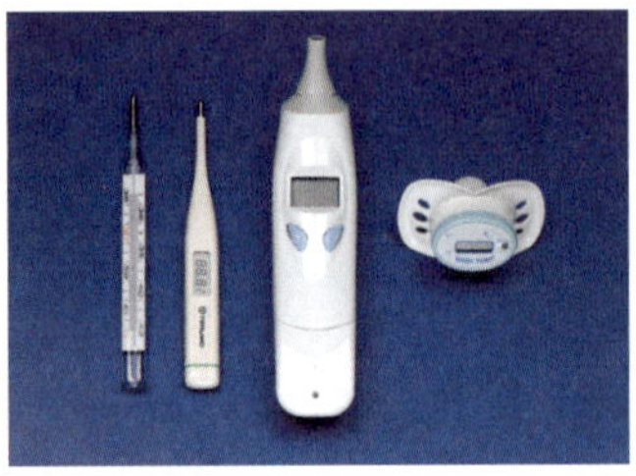

→ SEITE 54

Zur Verfügung stehen Ihnen verschiedene Thermometer mit den notwendigen Herstellerinformationen:

- Maximumthermometer,
- digitale Thermometer,
- elektronische Thermometer,
- Infrarotthermometer,
- dazu die Fieberkurve in der Patientendokumentation, die Sie in diesem Arbeitsheft finden, oder der Dokumentation einer Ihnen bekannten Institution, dazu Pflegeliteratur

Auftrag

Sehen Sie sich die verschiedenen Thermometer an und erarbeiten Sie sich, wie jeweils bei der Messung vorgegangen wird bzw. was dabei zu beachten ist.

1. Führen Sie mit den vorhandenen Thermometern Messungen an unterschiedlichen Orten durch (z. B. tympanisch und axillar) und vergleichen Sie die Werte.
2. Diskutieren Sie in der Gruppe:
   - Welche Aussagen sind möglich?
   - Inwieweit sind die Werte vergleichbar?
3. Dokumentieren Sie die einzelnen Werte korrekt in der Fieberkurve. Wie wird jeweils ersichtlich, wo gemessen wurde?
4. Fassen Sie die Ergebnisse zusammen. Zu Ihrer Unterstützung finden Sie auf den nächsten Seiten ein Raster.
5. Informieren Sie sich in der Literatur über die Zuverlässigkeit verschiedener Fieberthermometer (s. Stiftung Warentest [2005]: Fieberthermometer im Test).
6. Analysieren Sie abschliessend unser Fallbeispiel. Verwenden Sie alle drei Teile des Fallbeispiels (S. 11, 55 und 60).
   Lässt sich für Herrn Bucher in Bezug auf seine Körpertemperatur eine Pflegediagnose stellen? Auf welche Merkmale/Kennzeichen stützen Sie Ihre Einschätzung?
7. Besprechen Sie Ihre Erfahrungen und Ergebnisse in der Gruppe. Bei Unsicherheiten wenden Sie sich an Ihre Trainerin/Ihren Trainer.

Zeit 45 Minuten

Name der Patientin/des Patienten:

Temperaturmessung – Dokumentation

Datum									
P	Temp								
140	40 °C								
120	39 °C								
100	38 °C								
80	37 °C								
60	36 °C								
40	35 °C								
Blutdruck									

Legende (exemplarisch):

Parameter	Darstellung	Farbe
Temperatur oral		blau
Temperatur tympanisch		schwarz
Temperatur axillar		grün
Temperatur rektal		blau
Schüttelfrost		blau

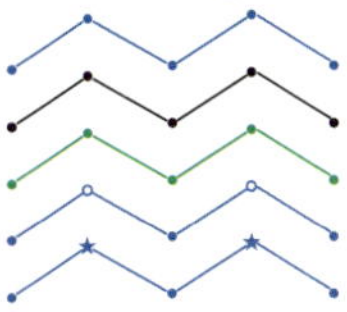

Datum	Pflegebericht	Initialen

Eintragungen: Frühdienst: blau Spätdienst: schwarz Nachtdienst: rot

Messarten der Körpertemperatur

Temperaturmessung – Arbeitsauftrag Raster zu Auftrag 4, Seite 56

Messort	Vorgehensweise	Bei der Messung zu beachten
Sublinguale Messung		
Axillare Messung		
Rektale Messung		
Tympanische Messung		

	Vorteil	Nachteil	Wie wird dokumentiert?

2.4 Atmung

Fallbeispiel (Teil 3)

Als Sie ins Zimmer treten, sitzt Herr Bucher, auf seine Arme gestützt, im Bett und ringt nach Luft. Seine Atemfrequenz ist permanent erhöht, die Atmung oberflächlich. Herr Bucher setzt die Lippenbremse ein und versucht in unregelmässigen Abständen bewusst tiefe Atemzüge zu machen, was ihn aber sehr anstrengt. Er hat eine Lippenzyanose, eine borkig belegte Zunge und hustet immer wieder. Das Sputum, das dabei herausbefördert wird, ist schaumig-eitrig. Sie beobachten, dass der Patient sehr unruhig ist, und hören ein pfeifendes Atemgeräusch. Herrn Buchers Haut ist heiss und fiebrig verschwitzt. Er ist ansprechbar, obwohl ihm das Sprechen Schwierigkeiten bereitet. Der Patient wirkt erschöpft und fühlt sich nicht in der Lage aufzustehen. Nicht einmal die Aussicht auf seine täglichen, heiss geliebten fünf Zigaretten (Schadstoffgruppe 2) lockt ihn aus dem Bett.
Laut Herrn Buchers Aussage macht ihm seine Atemsituation selbst Angst. Die Atemnot ist für ihn eine neue Erfahrung, denn bisher hatte er diesbezüglich keinerlei Probleme. Herr Bucher ist für jede Unterstützung und Anregung offen; allerdings fehlen ihm aktuell die Energie und der Atem für selbstständige körperliche Aktivitäten. Alles strengt ihn sehr an. Sie halten es für notwendig, regelmässig bei Herrn Bucher vorbeizugehen, um zu sehen, wie es ihm geht.

Obwohl sofort mit der Therapie begonnen wurde, lässt sich bis jetzt noch keine wesentliche Besserung beobachten. Einzig dank der beruhigenden Medikamente schläft Herr Bucher viel.

ATMUNG – ARBEITSAUFTRAG

Sozialform Partnerarbeit

Medien Zur Verfügung steht Ihnen das Messinstrument zur Einschätzung der Atemgefährdung nach Ch. Bienstein. Die sogenannte Bienstein-Skala finden Sie im Anschluss an diesen Arbeitsauftrag auf Seite 62 ff.

Auftrag Sie werden beauftragt, bei Herrn Bucher das Assessment im Bereich der Atmung durchzuführen.

1. Überlegen Sie sich, wie hoch Sie subjektiv aufgrund der Informationen im dreiteiligen Fallbeispiel die Atemgefährdung einschätzen.
   Besteht keine Gefährdung, eine mittelgradige oder eine hohe Gefährdung?
   Tauschen Sie sich mit Ihrer Kollegin/Ihrem Kollegen über Ihre Einschätzungen aus.
2. Ermitteln Sie nun die objektive Atemgefährdung mithilfe der Atemskala nach Ch. Bienstein auf der folgenden Seite.
   Hinweis: Sind im Fallbeispiel keine konkreten Informationen zu einem Kriterium gegeben, gehen Sie davon aus, dass dieses auch nicht erfüllt ist (0 Punkte).
3. Dokumentieren Sie die Beobachtungen in Bezug auf die Atmung von Herrn Bucher und das Ergebnis des Assessments im Pflegebericht kurz und genau. Achten Sie dabei auf die Unterscheidung von subjektiven und objektiven Daten.
4. Vergleichen Sie nun das subjektive Ergebnis aus Schritt 1 mit dem objektiven Ergebnis aus Schritt 2.
   Stimmen die Einschätzungen überein? Gibt es Abweichungen?
   Ziehen Sie aus dem Ergebnis Konsequenzen für Ihre Pflegepraxis.
5. Analysieren Sie abschliessend das Fallbeispiel. Welche Pflegediagnosen ziehen Sie für Herrn Bucher in Bezug auf seine Atemsituation in Betracht? Auf welche Merkmale/Kennzeichen stützen Sie Ihre Einschätzung?

Zeit 30 Minuten

Messinstrument zur Erfassung der Atemgefährdung eines Patienten nach Ch. Bienstein (1989)

Name der Patientin/des Patienten: Datum:

Kriterien	Bewertung in Punktzahl
1. Bereitschaft zur Mitarbeit	
2. Vorliegende Lungenerkrankung	
3. Bereits durchgemachte Lungenerkrankung	
4. Immunabwehrschwäche	
5. Manipulative Massnahmen oro-tracheal	
6. Raucher/Passivraucher	
7. Schmerzen	
8. Schluckstörungen	
9. Mobilisationseinschränkungen	
10. Lungengefährdender Beruf	
11. Intubationsnarkose/Beatmung	
12. Bewusstseinslage	
13. Atemtiefe	
14. Atemfrequenz	
15. Medikamente, die die Atmung sedieren	
Gesamtergebnis in Punkten:	

Bewertung des Gesamtergebnisses:

0 bis 6 Punkte = nicht gefährdet
7 bis 15 Punkte = gefährdet
15 bis 45 Punkte = hochgradig gefährdet

Legende zur Atemskala

1. Bereitschaft zur Mitarbeit	0 = Eine hohe Bereitschaft zur Mitarbeit ist durch kontinuierliche Mitarbeit gekennzeichnet. 1 = Der Patient zeigt Bereitschaft zur Mitarbeit nach Aufforderung. 2 = Er zeigt ab und zu Bereitschaft zur Mitarbeit, jedoch nur bei Aufforderung. 3 = Er zeigt keine Bereitschaft zur Mitarbeit oder kann keine Bereitschaft deutlich machen.
2. Vorliegende Lungenerkrankung (Atemorganerkrankungen)	0 = Es liegen keine Lungenerkrankungen vor. 1 = Es liegt ein leichter Infekt vor, der den nasalen und oralen Bereich betrifft. 2 = Es liegt ein Infekt vor, der auch den bronchialen Bereich mit einbezieht. 3 = Es liegen Lungenerkrankungen/Atemwegserkrankungen vor.
3. Bereits durchgemachte Lungenerkrankung	0 = Der Patient hat keine Lungenerkrankungen durchgemacht. 1 = Der Patient hat leichte Lungenerkrankungen durchgemacht, z. B. bronchopulmonale Infekte aufgrund grippaler Infekte im letzten Vierteljahr. 2 = Der Patient hat schwere Verläufe durchgemacht. 3 = Der Patient hat schwere Lungenerkrankungen oder Atemorganerkrankungen durchgemacht, die eine wahrnehmbare Atemfunktionseinschränkung hinterlassen haben.
4. Immunabwehrschwäche	0 = Es liegt keine Immunabwehrschwäche vor. 1 = Es liegt eine leichte Immunabwehrschwäche aufgrund einer nicht generalisierten Infektion vor. 2 = Es liegt eine erhöhte Abwehrschwäche vor. 3 Es liegt eine völlige Immunabwehrschwäche vor.
5. Manipulative Massnahmen oro-tracheal	0 = Es werden keine manipulativen Massnahmen im Atemtrakt durchgeführt. 1 = Es werden manipulative, pflegetherapeutische Massnahmen, wie eine spezielle Nasenpflege oder Mundpflege, durchgeführt. 2 = Es erfolgt zusätzlich eine oral-nasale Absaugung. 3 = Es erfolgt eine oral/nasal/endotracheale Absaugung ohne oder mit liegendem Tubus.
6. Raucher /Passivraucher*	0 = Der Patient ist Nichtraucher und in seinem direkten Umfeld nur geringfügig rauchexponiert. 1 = Der Patient raucht etwa 6 Zigaretten der Schadstoffgruppe 1 pro Tag oder ist regelmässig Passivraucher. 2 = Der Patient raucht etwa 6 Zigaretten der Schadstoffgruppe 2 pro Tag und ist regelmässig Passivraucher, z. B. durch seinen Partner oder in seinem direkten Arbeitsfeld. 3 = Der Patient raucht sehr intensiv, mehr als 6 Zigaretten der Schadstoffgruppe 3 pro Tag, oder ist in seinem Umfeld Passivraucher durch ständigen Rauchkonsum der Gruppe 3.
7. Schmerzen	0 = Es sind keine Schmerzen vorhanden. 1 = Es sind leichte, kontinuierliche Schmerzen vorhanden. 2 = Es sind hauptsächlich Schmerzen in dem Bereich vorhanden, der auf die Atmung Einfluss nimmt. 3 = Es sind ständig Schmerzen vorhanden, die wahrnehmbar auf die Atmung Einfluss nehmen.
8. Schluckstörungen	0 = Es liegt keine Schluckstörung vor. 1 = Es liegt eine Schluckstörung bei flüssiger Nahrungsaufnahme vor. 2 = Eine Schluckstörung liegt auch bei breiiger Nahrungsaufnahme vor. 3 = Es liegt eine komplette Schluckstörung bei allen Nahrungsaufnahmen vor, auch beim Schlucken von Speichel.

9. Mobilitätseinschränkungen	0 = Es liegt keine Mobilitätseinschränkung vor. 1 = Es liegt eine verlangsamte oder eingeschränkte Mobilität vor, die durch Inanspruchnahme von Gehstützen und Hilfen kompensiert wird, oder eine veränderte Körperhaltung, die sich auch im Bett äussert. 2 = Es liegt eine Mobilitätseinschränkung vor, sodass eine hauptsächliche Bettruhe vonnöten ist und eine Mobilisierung nur im Sessel oder Stuhl erfolgen kann. 3 = Es liegt eine völlige Mobilitätseinschränkung vor.
10. Lungengefährdender Beruf	0 = Der Patient hat keinen lungengefährdenden Beruf. 1 = Er hat eine kurze Zeit, 1 bis 2 Jahre, in einem lungengefährdenden Beruf gearbeitet. 2 = Er hat 2 bis 10 Jahre seines Lebens in einem lungengefährdenden Beruf gearbeitet. 3 = Er hat über 10 Jahre in einem besonders lungengefährdenden Beruf gearbeitet.
11. Intubationsnarkose, Beatmung	0 = Er hat keine Intubationsnarkose in den letzten drei Wochen hinter sich. 1 = Er hat eine kurze Intubationsnarkose hinter sich (bis zu 2 Stunden). 2 = Er hat eine lang dauernde Intubationsnarkose hinter sich (2 Stunden und mehr). 3 = Er hat eine oder mehrere Intubationsnarkosen hinter sich oder ist 12 Stunden und länger intubiert oder beatmet gewesen.
12. Bewusstseinslage	0 = Der Patient hat keine Einschränkung der Bewusstseinslage. 1 = Er hat eine leichte Einschränkung der Bewusstseinslage, reagiert aber auf Ansprache folgerichtig. 2 = Er reagiert auf Ansprache nicht folgerichtig. 3 = Er zeigt keine Reaktion.
13. Atemtiefe	0 = Der Patient kann ohne Anstrengung bis zu einer Zwerchfell- und Thoraxatmung kommen. 1 = Der Patient kann mit Anstrengung zu einer Zwerchfell- oder Thoraxatmung kommen. 2 = Der Patient führt mit grosser Hilfestellung eine Zwerchfell- oder Thoraxatmung durch. 3 = Der Patient kann selbst bei grosser Unterstützung keine Zwerchfell- oder Thoraxatmung im eigentlichen Sinne durchführen.
14. Atemfrequenz	0 = Er hat eine Atemfrequenz zwischen 14 und 20. 1 = Er atmet gelegentlich bradypnoisch oder tachypnoisch. 2 = Der Patient atmet ständig brady- oder tachypnoisch. 3 = Der Patient hat völlig unregelmässige Atemzüge, die sowohl sehr tief wie oberflächlich sein können oder zwischen tachypnoisch oder bradypnoisch wechseln.
15. Medikamente, die die Atmung sedieren	0 = Der Patient bekommt keine Medikamente, die die Atmung dämpfen. 1 = Der Patient bekommt unregelmässig Medikamente, die dämpfenden Einfluss auf die Atmung nehmen. 2 = Er bekommt regelmässig Medikamente, die auf die Atmung dämpfend wirken. 3 = Er bekommt spezifische Medikamente, die eine deutliche Wirkung auf die Atmung haben, wie z. B. Morphine oder Barbiturate.

* Legende für die Zigaretteneinstufung	Schadstoffgruppe 1 = 1–9 mg Kondensat Schadstoffgruppe 2 = 9–13 mg Kondensat Schadstoffgruppe 3 = > 13 mg Kondensat

Quelle: Bienstein, Christel/Klein, Gerd/Schröder, Gerhard (Hrsg.) (2000): Atmen: Die Kunst der pflegerischen Unterstützung der Atmung (S. 396–399). Stuttgart: Thieme.

Name der Patientin/des Patienten:

Atmung – Dokumentation

Datum															
P	Temp														
140	40 °C														
120	39 °C														
100	38 °C														
80	37 °C														
60	36 °C														
40	35 °C														
Blutdruck															

Datum	Pflegebericht	Initialen

Eintragungen: Frühdienst: blau Spätdienst: schwarz Nachtdienst: rot

Notizen

Blutdruck

Puls

Temperatur

Atmung

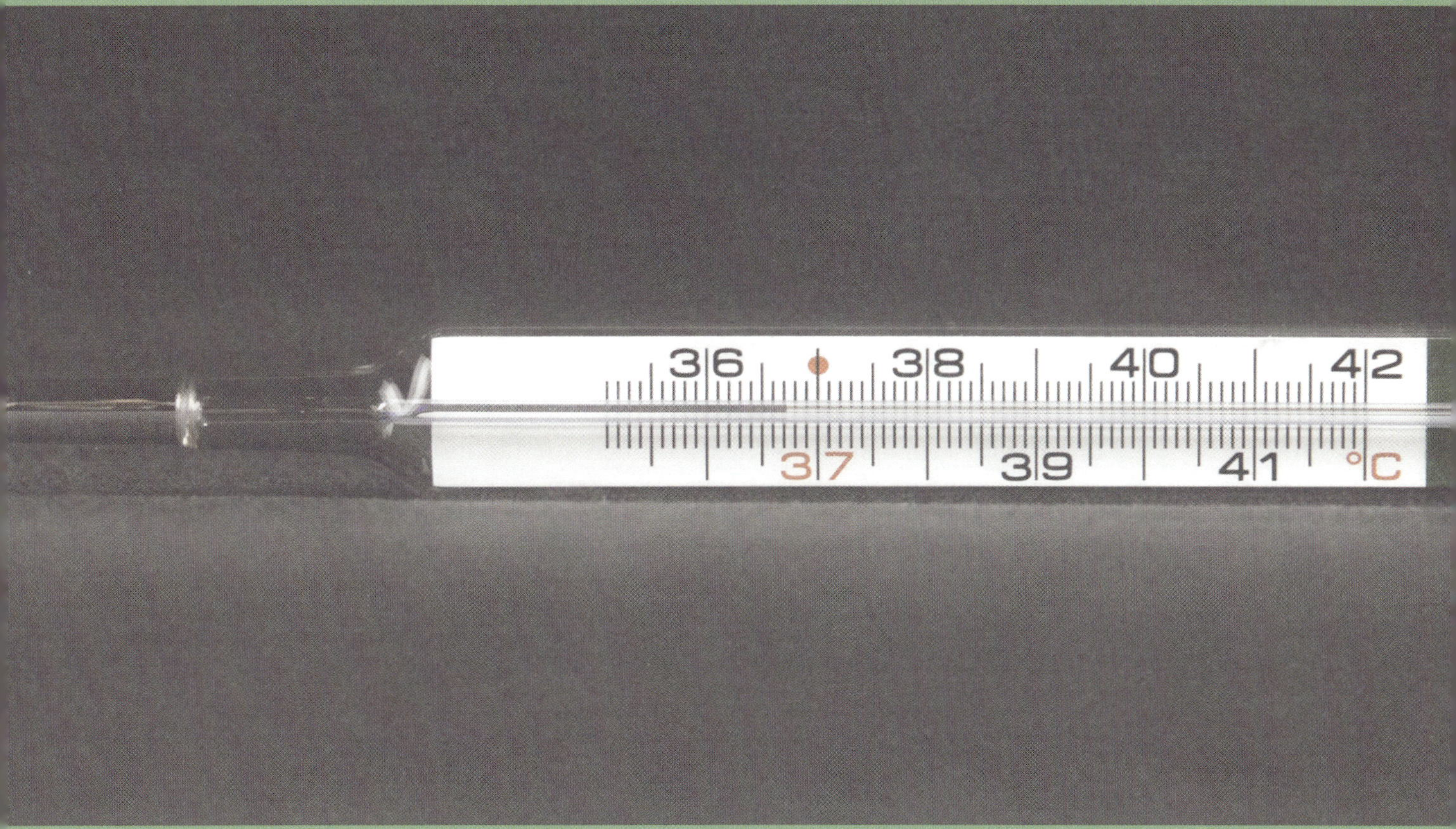

3 AUFGABEN ZUR VERTIEFUNG UND ZUM TRANSFER

3.1 Weiterführende Aufgaben

Was für eine Blamage!

Fallbeispiel

Roger Further, 36 Jahre alt, hat monatelang konsequent und eifrig für den Marathon von Honolulu trainiert und gespart, um die Reise zu finanzieren. Es ist das erste Mal, dass er an diesem Lauf teilnehmen will. Aber schon seit der Ankunft macht ihm das feuchtwarme Klima auf Hawaii zu schaffen.
Nun steht er bei 32 °C mit hochrotem Kopf am Strassenrand und muss das Rennen aufgeben. Er kann nicht mehr! Ihm ist schwindlig, übel, er hat starke Kopfschmerzen, und sein Puls rast. Roger Further ist sehr enttäuscht – er kann schon seine Kollegen im Betrieb hören, wie sie ihn deshalb aufziehen.

Ziel

Sie analysieren Roger Furthers Situation und stellen eine entsprechende Pflegediagnose.
Sie bestimmen Sofortmassnahmen zur Linderung der vorhandenen Symptomatik bei Roger Further.

Aufgaben

- Welche Symptome sind bei Roger Further zusätzlich zu erwarten?
- Wie lassen sich diese Veränderungen erklären?
- Welche Pflegediagnosen ziehen Sie für Roger Further aufgrund der Merkmale/Kennzeichen in dieser Situation in Betracht?
- Wie können Sie Roger Further in dieser Situation helfen?

Sozialform

Einzel- oder Partnerarbeit

Zeit

60 Minuten

Literatur

Doenges, Marilynn E./Moorhouse, Mary Frances/Geissler-Murr, Alice C. (2002): *Pflegediagnosen und Massnahmen* (3., vollständig überarbeitete und erweiterte Auflage). Bern: Huber.
Huch, Renate/Jürgens, Klaus Dieter (Hrsg.) (2007): *Mensch, Körper, Krankheit* (5., überarbeitete und erweiterte Auflage) (S. 9–11). München: Urban & Fischer bei Elsevier.
Kellnhauser, Edith/Schewior-Popp, Susanne/Sitzmann, Franz/Geissner, Ursula/Gümmer, Martina/Ullrich, Lothar (Hrsg.) (2004): *THIEMEs Pflege* (10., völlig neu bearbeitete Auflage) (S. 311f.). Stuttgart: Thieme.
Lauber, Annette/Schmalstieg, Petra (Hrsg.) (2007): *Wahrnehmen und Beobachten* (2., überarbeitete Auflage) (S.167 f.). Stuttgart: Thieme. [Verstehen & Pflegen, Band 2].

Ein Hoch auf die Technik?

Fallbeispiel

Manuela, Studierende in der Ausbildung zur Pflegefachfrau HF im sechsten Semester, holt zusammen mit einer diplomierten Pflegefachperson einen Patienten auf der Intensivstation ab. Der Intensivpflegefachmann berichtet, dass die Sauerstoffsättigung (SpO_2 oder SaO_2) bei Herrn Stückli immer noch bei 87 % liege. Er empfiehlt entsprechend im Verlegungsbericht, dass Sie beim Patienten auf der Station mit einer Pulsoxymetrie weiterhin regelmässig die Sauerstoffsättigung kontrollieren.
Nachdem Sie Herrn Stückli auf die Station gebracht haben, verordnet der Stationsarzt genau dies entsprechend den Empfehlungen der Intensivstation.

Ziel

Sie erläutern die Vorgehensweise beim Anlegen eines Pulsoxymeters und zeigen mögliche Fehlerquellen auf.
Sie planen für Herrn Stückli angemessene Massnahmen zur Unterstützung der Atmung.

Aufgaben

Sie werden mit der Aufgabe betraut, die Pulsoxymetrie bei Herrn Stückli anzubringen. Zur Sicherheit fragt Ihre Lernbegleitung bei Ihnen nach, ob Sie diese Aufgabe auch korrekt ausführen können. Sie stellt Ihnen dazu die folgenden Fragen:

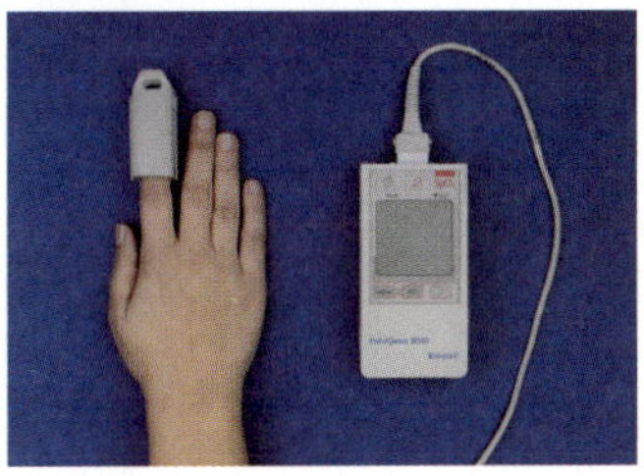

→ SEITE 70

- Wie funktioniert das Verfahren der Pulsoxymetrie?
- Wie lauten die Normwerte für die arterielle Sauerstoffsättigung?
- Wie ist die Vorgehensweise bei der Messung?
- Welche Fehlerquellen können auftreten?
- Mit welchen pflegerischen Interventionen unterstützen Sie Herrn Stücklis Atmung?

Sozialform

Einzel-/Partnerarbeit

Zeit

60 Minuten

Literatur

Heuwinkel-Otter, Annette/Nümann-Dulke, Anke/Matscheko, Norbert (Hrsg.) (2006): *Pflegediagnosen, Beobachtungstechniken, Pflegemassnahmen* (S. 64). Heidelberg: Springer [Menschen pflegen, Band 2].
Kirschnick, Olaf (2006): *Pflegetechniken* (3., neu bearbeitete und erweiterte Auflage) (S. 261f.). Stuttgart: Thieme.

ZU SEITE 69

Pulsoxymetrie zur kontinuierlichen Messung der arteriellen Sauerstoffsättigung: Nach der Reinigung der Fingerkuppe wird die Messdiode angelegt, und das Gerät wird eingeschaltet. Der Normalwert für die arterielle Sauerstoffsättigung beträgt 95 bis 98 Prozent.

Es gibt auch Sensoren für das Ohrläppchen und die Stirn.

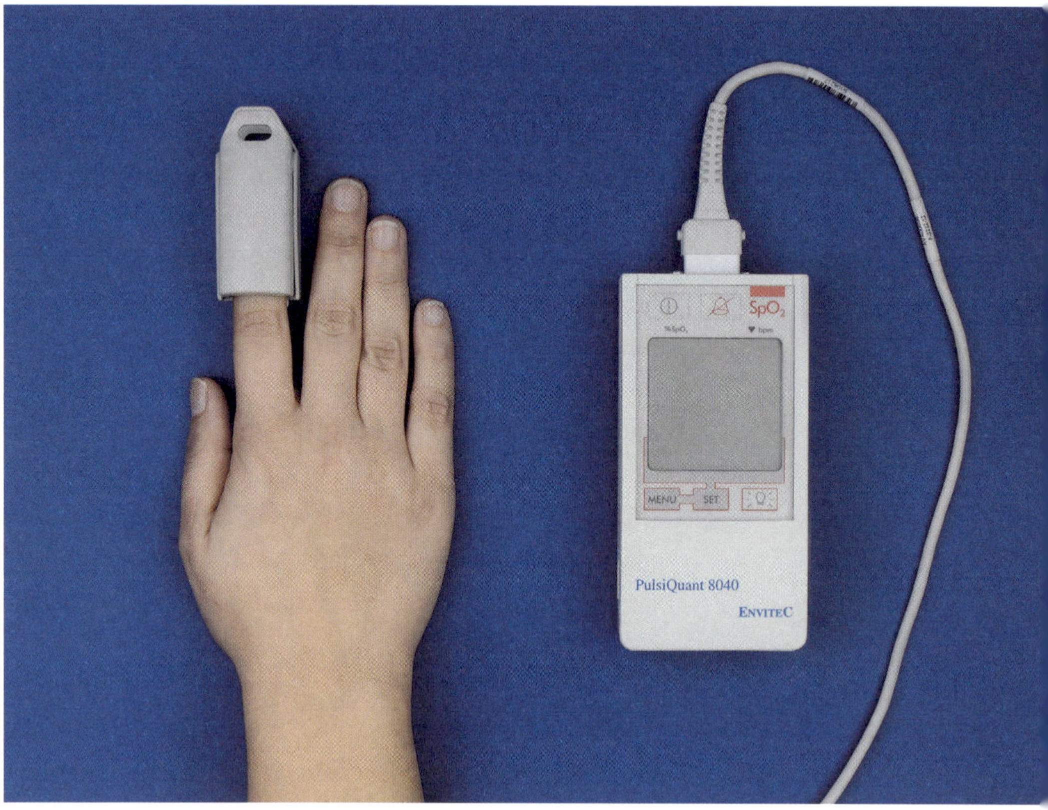

3.2 Transferaufgaben

Alte Menschen

Schwarz vor den Augen

Fallbeispiel

Herr Mahler, fünfundsiebzig Jahre alt, wird nach längerer Bettruhe zum ersten Mal wieder mobilisiert. Der Patient äussert Bedenken, ob es wohl gehen werde. Beim Aufsitzen sagt er, ihm sei übel. Im selben Augenblick wird ihm auch schon schwarz vor den Augen.

Ziel

Sie analysieren die Situation von Herr Mahler und stellen eine entsprechende Pflegediagnose.
Sie stellen den Zusammenhang zwischen Blutdruck/Puls und Lebensalter her und leiten daraus präventive und Sofortmassnahmen in Bezug auf die Erstmobilisation ab.

Aufgaben

- Welche Einflussfaktoren beim BD unterscheiden sich generell bei älteren Menschen gegenüber anderen Lebensphasen?
- Wie verändern sich der BD und der Puls in dieser Situation?
- Welche weiteren Symptome würden Sie erwarten?
- Erklären Sie, warum es zu diesen Veränderungen kommt.
- Welche Pflegediagnosen ziehen Sie für Herrn Mahler aufgrund der Merkmale/Kennzeichen in dieser Situation in Betracht?
- Was können Sie in dieser Situation tun?

Sozialform

Einzel-/Partnerarbeit

Zeit

60 Minuten

Literatur

Doenges, Marilynn E./Moorhouse, Mary Frances/Geissler-Murr, Alice C. (2002): *Pflegediagnosen und Massnahmen* (3., vollständig überarbeitete und erweiterte Auflage). Bern: Huber.
Kellnhauser, Edith/Schewior-Popp, Susanne/Sitzmann, Franz/Geissner, Ursula/Gümmer, Martina/Ullrich, Lothar (Hrsg.) (2004): *THIEMEs Pflege* (10., völlig neu bearbeitete Auflage) (S. 356). Stuttgart: Thieme.
Lauber, Annette/Schmalstieg, Petra (Hrsg.) (2007): *Wahrnehmen und Beobachten* (2., überarbeitete Auflage) (S. 156 f.). Stuttgart: Thieme [Verstehen & Pflegen, Band 2].
Menche, Nicole (Hrsg.) (2007). *Pflege heute* (4., überarbeitete Auflage) (S. 739). München: Urban & Fischer bei Elsevier.

Psychiatrie

So eine Frechheit!

Fallbeispiel

Britney Spiess, zwanzig Jahre alt, wurde heute Morgen gegen ihren Willen auf eine geschlossene psychiatrische Abteilung eingeliefert. Sie ist ausser sich! Völlig kopflos rennt sie in der Abteilung herum. Sie weint und schreit so laut, dass ihr die Blutgefässe am Hals deutlich hervortreten. Sie selbst beobachten besorgt, dass bei der Patientin die Atemfrequenz ständig zunimmt.

Ziel

Sie analysieren die Situation von Britney Spiess und stellen eine entsprechende Pflegediagnose.
Sie bestimmen Sofortmassnahmen zur Unterstützung der Atemsituation von Britney Spiess.

Aufgaben

- Wie verändern sich Blutdruck und Puls in einer solchen Situation? Welche Gefahr besteht bei Britney Spiess atmungsbedingt?
- Welche weiteren Symptome würden Sie bei Britney Spiess erwarten?
- Erklären Sie, warum es zu diesen Veränderungen kommt.
- Welche Pflegediagnosen ziehen Sie für Britney Spiess in dieser Situation aufgrund der Merkmale/Kennzeichen in Betracht?
- Was können Sie in dieser Situation tun?

Sozialform

Einzel-/Partnerarbeit

Zeit

60 Minuten

Literatur

Doenges, Marilynn E./Moorhouse, Mary Frances/Geissler-Murr, Alice C. (2002): *Pflegediagnosen und Massnahmen* (3., vollständig überarbeitete und erweiterte Auflage). Bern: Hans Huber.
Faller, Adolf (2004): *Der Körper des Menschen* (14., überarbeitete und neu gestaltete Auflage) (S. 401 f.). Stuttgart: Thieme.
Heuwinkel-Otter, Annette/Nümann-Dulke, Anke/Matscheko, Norbert (Hrsg.) (2006): *Pflegediagnosen, Beobachtungstechniken, Pflegemassnahmen* (S. 28, 54). Heidelberg: Springer [Menschen pflegen, Band 2].
Huch, Renate/Jürgens, Klaus Dieter (Hrsg.) (2007): *Mensch, Körper, Krankheit* (5., überarbeitete und erweiterte Auflage) (S. 341). München: Urban & Fischer bei Elsevier.
Kellnhauser, Edith/Schewior-Popp, Susanne/Sitzmann, Franz/Geissner, Ursula/Gümmer, Martina/Ullrich, Lothar (Hrsg.) (2004): *THIEMEs Pflege* (10., völlig neu bearbeitete Auflage) (S. 930 f.). Stuttgart: Thieme.
Menche, Nicole (Hrsg.) (2007). *Pflege heute* (4., überarbeitete Auflage) (S. 1141). München: Urban & Fischer bei Elsevier.
Schwegler, Johann S. (2006): *Der Mensch, Anatomie und Physiologie* (4., überarbeitete Auflage) (S. 456–458). Stuttgart: Thieme.

Kind, Jugendliche, Familie, Frau (KJFF)

Achtung Gefahr!

Fallbeispiel

Es ist ein schöner, kalter Januartag. Die siebenjährige Andrea darf heute mit ihrer Mutter und einigen Freundinnen auf dem See Schlittschuh laufen. Plötzlich bricht das Eis ein, und Andrea fällt ins eiskalte Wasser. Ihre Mutter ruft sofort um Hilfe. Andrea kann zum Glück durch das Rettungsteam rasch geborgen werden.

Nun liegt sie zitternd und zähneklappernd im Notarztwagen, der sie zügig ins Spital bringt.

Ziel

Sie erläutern physiologische Besonderheiten bei Kindern in Bezug auf die Körpertemperatur.

Sie analysieren die Situation von Andrea und stellen eine entsprechende Pflegediagnose.

Sie legen geeignete Massnahmen zur Regulierung der Körpertemperatur von Andrea fest.

Aufgaben

- In Bezug auf welche Faktoren unterscheidet sich die Temperaturregulation generell im Kindesalter gegenüber jener in anderen Lebensphasen?
- Wie verändern sich der BD, der Puls und die Atmung in dieser Situation?
- Welche weiteren Symptome würden Sie bei Andrea erwarten?
- Erklären Sie, warum es zu diesen Veränderungen kommt.
- Welche Pflegediagnose lässt sich für Andrea in dieser Situation aufgrund der Merkmale/Kennzeichen in dieser Situation stellen?
- Was können Sie in dieser Situation tun?

Sozialform

Einzel-/Partnerarbeit

Zeit

60 Minuten

Literatur

Doenges, Marilynn E./Moorhouse, Mary Frances/Geissler-Murr, Alice C. (2002): *Pflegediagnosen und Massnahmen* (3., vollständig überarbeitete und erweiterte Auflage). Bern: Hans Huber.

Heuwinkel-Otter, Annette/Nümann-Dulke, Anke/Matscheko, Norbert (Hrsg.) (2006): *Pflegediagnosen, Beobachtungstechniken, Pflegemassnahmen* (S. 435). Heidelberg: Springer [Menschen pflegen, Band 2].

Hoehl, Mechthild/Kullick, Petra (2002): *Kinderkrankenpflege und Gesundheitsförderung* (2., neu bearbeitete Auflage) (S. 211–222). Stuttgart: Thieme.

Huch, Renate/Jürgens, Klaus Dieter (Hrsg.) (2007): *Mensch, Körper, Krankheit* (5., überarbeitete und erweiterte Auflage) (S. 491). München: Urban & Fischer bei Elsevier.

Kellnhauser, Edith/Schewior-Popp, Susanne/Sitzmann, Franz/Geissner, Ursula/Gümmer, Martina/Ullrich, Lothar (Hrsg.) (2004): *THIEMEs Pflege* (10., völlig neu bearbeitete Auflage) (S. 310 f.). Stuttgart: Thieme.

Lauber, Annette/Schmalstieg, Petra (Hrsg.) (2007): *Wahrnehmen und Beobachten* (2., überarbeitete Auflage) (S. 173–178). Stuttgart: Thieme [Verstehen & Pflegen, Band 2].

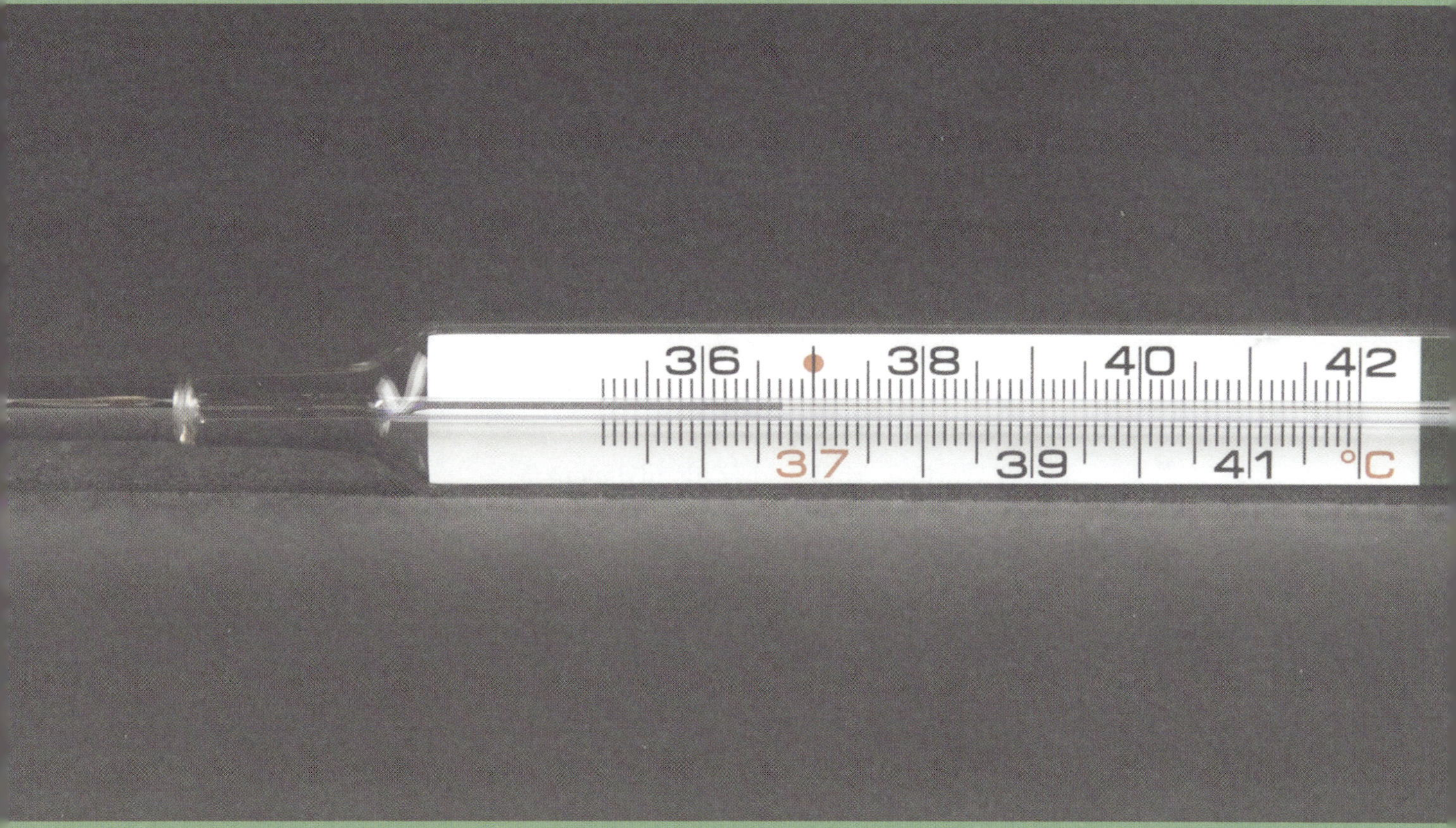

4 WERKSTATTANALYSE, LERN-ERFOLGSKONTROLLE UND LÖSUNGEN VORKENNTNISTEST

4.1 Reflexion zur Werkstattarbeit

Die nachfolgenden Kernfragen dienen als mögliche Grundlage zur individuellen Reflexion der erlebten Werkstattarbeit von Studierenden und/oder Gruppen. Die Reflexion wird mit der begleitenden Lehrperson oder im Plenum besprochen.

Welches Thema wurde heute bearbeitet?

Zur Vorgehensweise
☺ Was war positiv?
☹ Was war eher negativ?

Zur Gruppe
☺ Was unterstützte die Arbeit in der Gruppe und den Gruppenprozess?
☹ Was war eher hinderlich?

Zur eigenen Person
☺ Was ist mir gut gelungen?
☹ Worüber bin ich eher unzufrieden?

Zum Thema/Inhalt
☺ Was wurde mir heute wichtig bzw. deutlich?
☹ Was ist mir noch unklar?

Welche Konsequenzen ziehe ich aus dieser Analyse für weitere Erfahrungs-/ Erkundungswerkstätten?

Zum Ergebnis
Welche relevanten Erkenntnisse nehme ich für die Arbeit in der Praxis aus dieser Auseinandersetzung mit dem Thema «Beobachtung und Kontrolle von Vitalzeichen» mit?

Ihre Erfahrungen bringen Sie anschliessend im Plenum ein.

4.2 Lernerfolgskontrolle

BLUTDRUCKMESSUNG

Warum hört man mit dem Stethoskop zu bestimmten Zeitpunkten ein Klopfen?

Welche Voraussetzungen müssen beachtet werden, damit keine Fehlerwerte entstehen?

- bei der Patientin/beim Patienten:
- durch den Blutdruckapparat:
- in der Messtechnik:

Wann muss ein Messresultat weitergemeldet werden?

Wie ist eine Patientin/ein Patient über das Messverfahren und das Resultat zu informieren?

Welche Überlegungen zur Hygiene sind bei der Blutdruckmessung von Bedeutung?

PULSKONTROLLE

Wie verändert sich der Puls bei Temperaturanstieg?

Welche Messfehler können beim Messen des Pulses auftreten?

Wie kann die Pulsqualität beschrieben werden?

Welche Gefahr besteht bei der Pulsmessung im Bereich der *A. carotis*?

Was muss bei Veränderungen des Pulses immer gemacht werden? Weshalb?

Sowohl der Puls als auch der Blutdruck geben Auskunft über die Herztätigkeit. Warum ist es trotzdem notwendig, beide Werte zu ermitteln? Welche unterschiedlichen Aussagen können nur auf der Grundlage beider Werte gemacht werden?

TEMPERATURKONTROLLE

Wann führen Sie prinzipiell eine Temperaturmessung durch?

Welche Art der Temperaturmessung ziehen Sie in welcher Situation vor? Warum?

Worauf achten Sie bei der Dokumentation von Temperaturwerten?

Bei Herrn Bucher kommt es im Zusammenhang mit dem Schüttelfrost zu einer Krisis. Wie verhalten sich Puls und Atmung während des gesamten Fieberverlaufes?

KONTROLLE DER ATMUNG

Warum bietet es sich an, die Kontrolle der Atmung beispielsweise mit einer Pulskontrolle zu verbinden?

Wie betreuen Sie Herrn Bucher, der unter Atemnot leidet?

Worauf achten Sie?

Welche Pflegeinterventionen zur Atemunterstützung eignen sich für die Begleitung von Herrn Bucher?

4.3 Vorkenntnistest – Lösungen

Blutdruck

Frage 1

Verfolgen Sie den Weg, den das Blut durch den Kreislauf nimmt.
Welche Aussage ist richtig?

- ☐ *Vena cava superior* und *inferior* → rechter Ventrikel → rechtes Atrium → Lungenarterie → Kapillarnetz der Lungen.
- ☐ *Vena cava superior* und *inferior* → linkes Atrium → linker Ventrikel → Lungenarterie → Kapillarnetz der Lungen.
- ☐ *Vena cava superior* und *inferior* → rechtes Atrium → rechter Ventrikel → Lungenvene → Kapillarnetz der Lungen.
- ☒ *Vena cava superior* und *inferior* → rechtes Atrium → rechter Ventrikel → Lungenarterie → Kapillarnetz der Lungen.
- ☐ *Vena cava superior* und *inferior* → rechter Ventrikel → rechtes Atrium → Lungenvene → Kapillarnetz der Lungen.

Frage 2

Sie kommen zu Herrn Bucher, um seinen Blutdruck zu messen. Er möchte von Ihnen wissen, worüber der Blutdruckwert Auskunft gibt.
Was antworten Sie ihm?

- ☐ Der Blutdruck ist der Druck, der bei der Kontraktion des Herzes in der linken Herzkammer herrscht.
- ☒ Der Blutdruck ist der Druck, den das strömende Blut auf die Gefässwände ausübt.
- ☐ Der Blutdruck ist der Druck, der im gesamten Kreislauf besteht.
- ☒ Der Blutdruck ist der Druck, der in den grossen Arterien herrscht.
- ☒ Der Blutdruckwert erlaubt Rückschlüsse auf die Funktion von Organen (z. B. Niere) und auf verschiedene Erkrankungen.

Frage 3

Der Blutdruck ist abhängig von:

- ☒ der Herzleistung (Schlagvolumen)
- ☒ der zirkulierenden Blutmenge
- ☒ der Beschaffenheit der Blutgefässe und dem Gefässwiderstand
- ☒ Gefühlen (z. B. Schmerz und Angst)
- ☒ der körperlichen Arbeit

Frage 4

Ordnen Sie den aufgeführten Begriffen die richtigen Beschreibungen zu:

- Diastole
- Systole
- Eindeutige Hypertonie
- Hypotonie
- Blutdruckamplitude

1 Der höchste Druckwert in den Gefässen, der während der Auswurfphase des Herzes entsteht

Systole

2 Der Unterschied zwischen systolischem und diastolischem Wert

Blutdruckamplitude

3 Blutdruckwerte unter 100/60 mmHg

Hypotonie

4 Der letzte hörbare Druck bei der Blutdruckmessung

Diastole

5 Blutdruckwerte, die höher als 160/95 mmHg sind

Eindeutige Hypertonie

Frage 5

Welche BD-Normwerte bestehen in folgenden Lebensphasen?

Je nach Literatur finden sich unterschiedliche BD-Normwerte. Stellvertretend werden hier zwei Quellen aufgeführt.

Alter	*Quelle:* Kellnhauser et al. (2004), S. 355:	*Quelle:* Menche (2007), S. 360:
a) Säuglinge	80/60 mmHg	systolisch 65–85 mmHg
b) Kleinkinder	95/60 mmHg	95/60 mmHg
c) Schulkinder	100/60 mmHg	6–9 Jahre: 100/60 mmHg 9–12 Jahre: 110/70 mmHg
d) Jugendliche	110/70 mmHg	120/80 mmHg
e) Erwachsene	120/80 mmHg	120/80 mmHg
f) ältere Menschen über 60 Jahre	150/90 mmHg	140/90 mmHg

Laut Huch/Jürgens (2007, S. 320) gilt bei Menschen über 60 Jahren ein höherer systolischer Wert als akzeptabel, aber nicht als normal.

Frage 6

Sie messen bei Herrn Bucher einen Blutdruck von 170/110 mmHg.
Wie interpretieren Sie diesen Wert?

Herr Bucher leidet eindeutig unter einer arteriellen Hypertonie.

Die Einschätzung erfolgt anhand der WHO-Klassifikation von Hypertonie.

Quelle: Kellnhauser et al. (2004), S. 355, und Lauber/Schmalstieg (2007), S.151.

	systolischer Wert	diastolischer Wert
Normbereich	< 136 mmHg	< 89 mmHg
Grenzbereich	140–159 mmHg	90–94 mmHg
Hypertonie	≥ 160 mmHg	≥ 95 mmHg

Hinweis: Zuweilen wird die Hypertonie bereits bei einer Systole >140 mmHg festgelegt. Vgl. hierzu Menche (2007), S. 360, und Huch/Jürgens (2007) S. 322. Lauber/Schmalstieg (2007, S. 151) definieren Hypertonie dagegen als eine Erhöhung des Blutdruckes über 160/95 mmHg.

Puls

Frage 1

Herr Bucher möchte gerne wissen, was der Puls ist und warum man diesen am Handgelenk spürt. Welche Aussagen sind richtig?

- ☐ Der Puls bestimmt den in den Blutgefässen und den Herzkammern vorherrschenden Druck.
- ☐ Der Puls bestimmt den im arteriellen System herrschenden Druck.
- ☒ Der Puls ist an den Stellen tastbar, an denen eine oberflächliche Arterie gegen eine härtere Unterlage (z. B. einen Knochen oder Muskulatur) gedrückt werden kann.
- ☐ Der Puls bestimmt den kinetischen Energiezustand der Blutmoleküle.
- ☒ Der Puls ist die vom Herzschlag durch das Arteriensystem getriebene und an den Gefässwänden spürbare Blutwelle.

Frage 2

Nach welchen Kriterien beobachten Sie den Puls bei Herrn Bucher?

- ☒ Pulsqualität
- ☐ Pulstiefe
- ☒ Pulsfrequenz
- ☒ Pulsrhythmus
- ☐ Pulsphase

Frage 3

Zu den peripheren Pulsmessorten zählt die

- ☒ *A. dorsalis pedis*
- ☐ *A. temporalis*
- ☐ *A. carotis*
- ☐ *A. femoralis*
- ☒ *A. radialis*

Frage 4

Zeigen Sie Herrn Bucher an dieser Darstellung die verschiedenen Orte auf, an denen der Puls ermittelt werden kann. Benennen Sie die Gefässe korrekt.

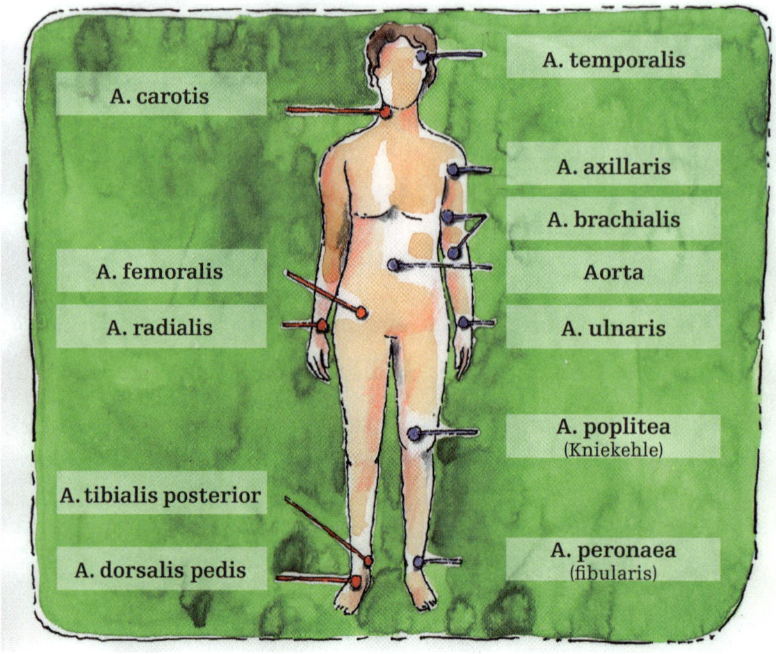

Frage 5

Ordnen Sie den aufgeführten Begriffen die richtige Definition zu:

- Pulsdefizit
- Extrasystole
- Absolute Arrhythmie
- Asystolie
- Bigeminus-Puls

1 Bezeichnet eine fehlende Herzkontraktion. Infolgedessen ist kein Puls tastbar.

Asystolie

2 Bezeichnet eine Extrasystole, die auf jede Systole folgt.

Bigeminus-Puls

3 Bezeichnet eine ungenügende Herzkontraktion, die dazu führt, dass nicht alle Blutdruckwellen in den peripheren Arterien tastbar sind.

Pulsdefizit

4 Bezeichnet eine vollständige Unregelmässigkeit des Pulses.

Absolute Arrhythmie

5 Bezeichnet eine vorzeitige Kontraktion der Kammer, sodass innerhalb des normalen Rhythmus ein zusätzlicher Schlag auftritt.

Extrasystole

Frage 6

Ordnen Sie jeder Lebensphase die entsprechende physiologische Pulsfrequenz zu (gemessen im Ruhezustand).

- Neugeborene
- Jugendliche
- Senioren
- Kindergartenkinder
- Erwachsene

1 70–80 Schläge/Minute

Erwachsene

2 70–90 Schläge/Minute

Senioren

3 ca. 85 Schläge/Minute

Jugendliche

4 ca. 100 Schläge/Minute

Kindergartenkinder

5 120–140 Schläge/Minute

Neugeborene

Frage 7

Sie messen bei Herrn Bucher einen Puls von 132 Schlägen/Minute. Wie interpretieren Sie diesen Wert?

Herr Bucher ist tachycard. Als Tachycardie wird (bei einem Erwachsenen) ein schneller Puls mit mehr als 100 Schlägen pro Minute bezeichnet.

Temperatur

Frage 1

Es ist ein warmer Sommertag, und Herr Bucher liegt frierend im Bett. Wie wird die Körpertemperatur normalerweise reguliert? Wie lässt sich erklären, dass Herr Bucher friert?

Der Mensch ist ein homoiothermes (gleichwarmes) Lebewesen. Dies bedeutet, dass er in der Lage ist, die Körpertemperatur unabhängig von der Umgebungstemperatur konstant zu halten. Die normale Körperkerntemperatur beträgt bei Gesunden ca. 37 ° C. Die Körperkerntemperatur wird durch das Zusammenspiel von Wärmebildung, Wärmeaufnahme und Wärmeabgabe konstant gehalten.

Temperaturrezeptoren im Körperkern, in der Haut und im Rückenmark messen kontinuierlich die Temperatur. Die Temperaturrezeptoren melden ihre Werte über die Nervenbahnen an das thermoregulatorische Zentrum im Hypothalamus (= Regler). Stimmt der Istwert nicht mit dem Sollwert überein, erfolgt über Muskulatur, Hautdurchblutung, Schweissbildung und Verhalten eine weitestgehende Annäherung an den Sollwert.

Bei Herrn Bucher kam es durch das Fieber zu einer Sollwerterhöhung im Hypothalamus (Ursache: Pyrogene wie Bakterien und Viren), sodass die Körperkerntemperatur unter dem Sollwert liegt. Die Temperatur wird nun durch Verengung der Hautgefässe und Kältezittern erhöht. Herr Bucher liegt also frierend im Bett, obwohl seine Körpertemperatur bereits erhöht ist.

Frage 2

Welche weiteren Einflussfaktoren auf die Körpertemperatur (abgesehen von hohen Aussentemperaturen) kennen Sie?

Körperliche Faktoren: Inaktivität/Bewegung (Bewegung erzeugt Körperwärme), Hormone (z.B. physiologische Schwankungen des weiblichen Zyklus; auch Schilddrüsenhormone verändern die Körpertemperatur), Drogen (Koffein und Nikotin regen den Stoffwechsel an, Alkohol wirkt gefässerweiternd), Nahrungsaufnahme (Eiweiss kurbelt den Stoffwechsel an; kalorienreiche Ernährung produziert Wärme) und Tageszeit (am frühen Morgen ist die Temperatur am niedrigsten; das Maximum wird am späten Abend erreicht).

Psychologische Faktoren: Emotionen (Wut, Angst, Aufregung, Depression, Langeweile, Apathie) beeinflussen die Temperatur.

Soziokulturelle Faktoren: Kleidungsgewohnheiten (Bräuche und Religion bestimmen, wie man sich kleidet, zum Beispiel mit Kopftuch unabhängig von den Aussentemperaturen), die finanzielle Situation bestimmt, was ich mir kaufen kann, um mich zu wärmen oder zu kühlen.
Umgebungsabhängige Faktoren: Klimazonen der Erde, Sommer/Winter, Luftfeuchtigkeit, Wohnverhältnisse, Heizung.

Frage 3

Herr Buchers Haut ist heiss und fiebrig verschwitzt. Welche weiteren objektiven Fieberzeichen werden sich wahrscheinlich bei ihm beobachten lassen?

Die Fieberzeichen sind teilweise abhängig von der Fieberphase.

Fieberanstieg:	Kältezittern, Gänsehaut, blasse Haut, Anstieg von Puls, Atemfrequenz und Temperatur
Fieberhöhe:	Hyperthermie, Tachycardie, Tachypnoe, trockene Haut und Schleimhaut, trockene Lippen, belegte Zunge, glänzende Augen (Fieberglanz)
Fieberabfall:	schwitzen, gerötete/feuchte Haut

Im Verlauf des Fiebers können sich folgende objektive Zeichen manifestieren: konzentrierter Urin, Obstipation, evtl. Fieberbläschen.

Frage 4

Wie würde er sich mit grosser Sicherheit äussern, wenn man ihn fragen würde, wie es ihm geht? (subjektive Fieberzeichen)

Auch das subjektive Erleben ist zum Teil abhängig von der Fieberphase.

Fieberanstieg:	frösteln/frieren, Unsicherheit/Angst/Unruhe
Fieberhöhe:	Hitzegefühl, Durstgefühl, Lichtempfindlichkeit der Augen, ausgeprägtes Krankheitsgefühl, Kopf- und Gliederschmerzen, Wahnideen
Fieberabfall:	Müdigkeit, Schlafbedürfnis, allgemeine Schwäche

In allen Phasen treten folgende subjektive Fieberzeichen auf: Appetitlosigkeit und Leistungsschwäche.

Frage 5

Herr Bucher hat eine Temperatur von 39,7 °C. Wie interpretieren Sie diesen Wert?

Herr Bucher hat hohes Fieber.

Frage 6

Wie heissen die anderen Fieberstufen? Wo liegen jeweils die Grenzen?

Je nach Literatur unterscheiden sich die Bezeichnungen und die Gradangaben der einzelnen Stufen. Deshalb werden hier zwei Quellen exemplarisch aufgeführt.

Schweregrade:	*Quelle:* Kellnhauser et al. (2004), S. 312:	*Quelle:* Menche (2007), S. 371:
Normaltemperatur		36,3 °C – 37,4 °C
subfebrile Temperaturen	37,1 °C – 37,8 °C	37,5 °C – 38,0 °C
leichtes Fieber	–	38,1 °C – 38,5 °C
mässiges Fieber	37,9 °C – 38,4 °C	38,6 °C – 39,0 °C
hohes Fieber	38,5 °C – 40,0 °C	39,1 °C – 39,9 °C
sehr hohes Fieber	> 40,1 °C	40,0 °C – 42,0 °C

Frage 7

Herr Bucher hat aktuell einen Schüttelfrost im Zusammenhang mit dem Fieberanstieg.
In welchen drei Phasen verläuft Fieber grundsätzlich?
Wie handeln Sie jeweils, um den Patienten, die Patientin adäquat zu unterstützen?

Phasen: Fieberanstieg, Fieberhöhe, Fieberabfall, danach evtl. Erschöpfungsschlaf, d.h., die Patientin/der Patient erholt sich von der Anstrengung.

Adäquate Massnahmen: Fieberanstieg – Wärme zuführen durch warme Getränke, Kleidung, Wärmflasche und Decken.

Fieberhöhe – Vitalzeichen kontrollieren, ausreichende Flüssigkeitszufuhr, Entfernen von Decken, Kleidung.

Fieberabfall – verschwitzte Wäsche wechseln, Flüssigkeit und Elektrolyte zuführen, Vitalzeichen kontrollieren, kühlende Waschung.

Erschöpfungsschlaf – für Ruhe sorgen, Raum lüften.

Hinweis: Der Erschöpfungsschlaf wird zuweilen als vierte Phase ergänzt.

Frage 8

Ordnen Sie den Fiebertypen die jeweilige Definition zu.

- Rekurrierendes Fieber
- Intermittierendes Fieber
- Remittierendes Fieber
- Undulierendes Fieber
- Kontinuierliches Fieber
- Biphasisches Fieber

1 Langsamer Fieberanstieg, anschliessend hohes Fieber über einige Tage und langsamer Fieberabfall.

Undulierendes Fieber

2 Mehrtägige Fieberschübe und fieberfreie Intervalle treten wiederholt auf.

Rekurrierendes Fieber

3 Das Fieber ist gleich bleibend hoch, die Tagesschwankungen bleiben unter 1 °C.

Kontinuierliches Fieber

4 Anstieg und Abfall verlaufen in Form einer zweigipfligen Kurve.

> Biphasisches Fieber

5 Stundenweise Fieberanfälle mit Schüttelfrost und hohen Temperaturen wechseln sich mit fieberfreien Phasen ab.

> Intermittierendes Fieber

6 Fieber über mehrere Tage mit Tagesschwankungen unter 1,5 °C.

> Remittierendes Fieber

Frage 9

In einem Fachbuch ist zu lesen: «Frischer Schweiss ist geruchlos.»
Herr Bucher erlebt dies nicht so. Er fühlt sich unwohl und befürchtet, dass er einen unangenehmen Körpergeruch hat. Was ist also passiert?

Beide Aussagen sind richtig. Normalerweise ist frischer Schweiss geruchlos. Jedes Mal wenn bei Herrn Bucher die Temperatur sinkt, setzt allerdings die Schweisssekretion neu ein. Der Schweiss verdunstet auf der Haut, und gleichzeitig findet dort die bakterielle Zersetzung statt. So ist auch Herrn Buchers Befürchtung durchaus berechtigt.

Frage 10

Kreuzworträtsel: Fachtermini rund um das Thema Temperaturkontrolle

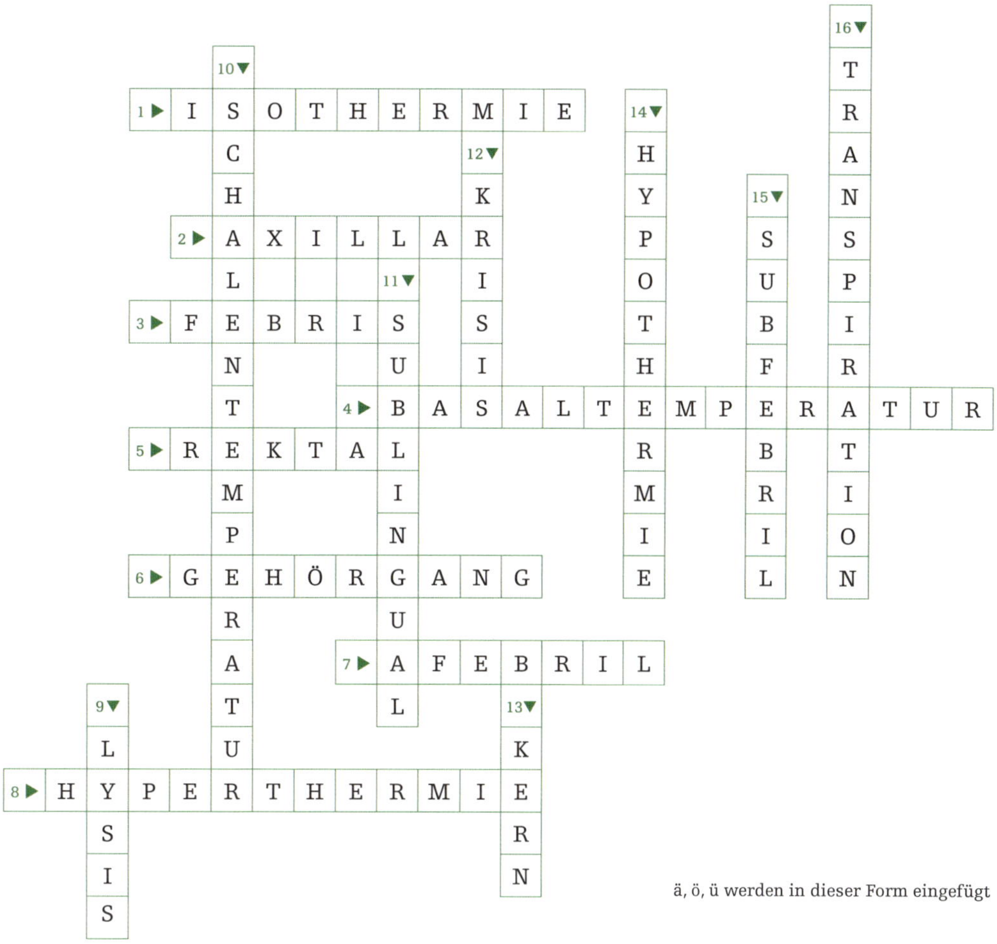

ä, ö, ü werden in dieser Form eingefügt

Atmung

Frage 1

Wie wird die Atmung gesteuert?

Das Atemzentrum liegt in der Medulla oblongata (im verlängerten Mark). Es steuert die gesamte Atemmuskulatur. Das Atemzentrum besteht aus zwei getrennt liegenden Inspirations- und Exspirationskernen, die durch rhythmisch wechselnde Impulse die jeweiligen Atemmuskeln und Atemhilfsmuskeln zur Kontraktion veranlassen.

Frage 2

Was versteht man unter «Inspiration» und «Exspiration»?
Was geschieht konkret bei diesen Vorgängen?

«Inspiration» meint Einatmung; «Exspiration» heisst Ausatmung.
Die Inspiration ist ein aktiver Vorgang, bei dem sich das Zwerchfell *(Diaphragma)* anspannt. Durch diesen Vorgang senkt sich die Zwerchfellkuppel und zieht dabei die Lungen nach unten. Unterstützend kontrahiert die Zwischenrippenmuskulatur *(Mm. intercostales externi)* und erweitert so das Thoraxskelett nach vorne und in geringem Umfang auch zur Seite. Unterschieden werden die beiden Typen Bauchatmung oder Brustatmung. Sie unterscheiden sich durch die überwiegende Senkung des Zwerchfells (Bauchatmung) oder die Hebung des Thorax mithilfe der Rippenmuskulatur (Brustatmung).
Bei der Exspiration handelt es sich um einen passiven Vorgang, bei dem die Zwischenrippenmuskulatur und das Zwerchfell erschlaffen. Der Brustkorb verengt sich durch die Eigenelastizität des Lungengewebes und des Brustkorbs. Unterstützend können die Zwischenrippenmuskeln kontrahieren. Infolgedessen senkt sich der Brustkorb ab.

Frage 3

«Die Atmung von Herrn Bucher ist oberflächlich.» Erklären Sie diese Aussage fachlich fundiert unter Verwendung der Begriffe «Totalkapazität», «Vitalkapazität», «Residualvolumen», «Atemzugvolumen», «Atemminutenvolumen», «anatomischer Totraum».

Unter «Totalkapazität» versteht man das maximale Volumen, das die Lunge aufnehmen kann (ca. 5–6 l). Sie besteht aus Vitalkapazität (Atemzugvolumen plus exspiratorisches und inspiratorisches Reservevolumen) und Residualvolumen (Luft, die bei maximaler Ausatmung in den Lungen verbleibt; zirka 1–2 l). Die Residualkapazität gibt hingegen das Luftvolumen an, das nach normaler Ausatmung in der Lunge verbleibt.
Das Atemzugvolumen ist die Menge Luft, die bei normaler Inspiration und Exspiration bewegt wird. In der Regel sind dies ca. 500 ml bei einem Erwachsenen.

Das Atemminutenvolumen errechnet sich aus der Frequenz der Atemzüge pro Minute mal das Atemzugvolumen.
Als anatomischer Totraum wird der Bereich der Atemwege beschrieben, der nicht am Gasaustausch teilnimmt. Bei einem Atemzug gelangt nur ein Teil der Luft in den Respirationstrakt, ein Teil verbleibt jedoch im *Larynx* (Kehlkopf), der Trachea (Luftröhre) und den Bronchien.
Da die Atmung von Herrn Bucher oberflächlich ist, entspricht die zirkulierende Atemluft nicht einmal dem Atemzugvolumen. Sie ist also geringer, d.h. beträgt weniger als 500 ml. Als Konsequenz steigt, aufgrund der mangelnden Belüftung, die Pneumoniegefahr an.

Frage 4

Welche beeinflussenden Faktoren lassen sich im Zusammenhang mit der Atmung benennen?

Körperliche Faktoren: Lebensalter (vgl. Atemfrequenz), Inaktivität/körperliche Anstrengung, Intaktheit des Herz-Kreislauf- und Lungen-Systems.
Psychologische Faktoren: Emotionen (Unruhe, Angst, Zorn, Stress, Sorgen, Schreck, Erregung usw.) beeinflussen die Atmung.
Soziokulturelle Faktoren: Rauch und Staub am Arbeitsplatz, Rauchen als Gewohnheit.
Umgebungsabhängige Faktoren: Luft, Luftdruck, Luftfeuchtigkeit, Ozongehalt der Luft, Luftverschmutzung, Belüftung von Räumen, Klimaanlagen.

Quellen: Kellnhauser et al. (2004), S. 328, und Lauber/Schmalstieg (2007), S. 182.

Frage 5

Herr Bucher hat eine «erhöhte Atemfrequenz». Das verstehen Sie darunter? Welche Atemfrequenz wäre bei Herrn Bucher, wenn er im Bett sitzt, normal?

Eine erhöhte Atemfrequenz nennt man Tachypnoe. Bei Erwachsenen reden wir von einer Tachypnoe, wenn die Frequenz den Normwert von 20 Atemzügen/Minute übersteigt.

Frage 6

Welche Normwerte der Atemfrequenz in Ruhe erwarten Sie bei

a) Neugeborenen	Atemfrequenz 30–50 Atemzüge/Minute
b) Kleinkindern (1 Jahr)	Atemfrequenz 20–40 Atemzüge/Minute
c) Schulkindern (8 Jahre)	Atemfrequenz 15–25 Atemzüge/Minute
d) Jugendlichen (16 Jahre)	Atemfrequenz 12–20 Atemzüge/Minute

Hinweis: Je nach Literatur finden sich hier leichte Abweichungen bei den Frequenzwerten.

Frage 7

Wie gehen Sie vor, um die Atemfrequenz bei Herrn Bucher zu messen? Worauf achten Sie?

Da die Atmung zwar unbewusst gesteuert wird, aber dem Bewusstsein unterliegt, kann der Patient alle beobachtbaren Kriterien willentlich beeinflussen. Um dies zu verhindern, sollte man auf eine Vorankündigung («Ich zähle nun Ihre Atemzüge») verzichten. Stattdessen kann man «scheinbar» den Puls messen und dabei auf die «unveränderte» Atmung des Patienten achten. Gezählt werden während einer Minute alle Atemzüge; dabei zählen Ein- und Ausatmung zusammen als ein Atemzug. Ausser der Atemfrequenz werden weitere Beurteilungskriterien beobachtet (siehe nachfolgend Frage 8).

Frage 8

Nach welchen Kriterien – abgesehen von der Atemfrequenz – können Sie die Atmung von Herrn Bucher beobachten? Nennen Sie vier weitere Kriterien, und erläutern Sie jeweils den physiologischen Zustand und pathophysiologische Veränderungen.

Beobachtungs-kriterium	Physiologischer Zustand	Pathophysiologische Veränderungen
a) Atemgeräusch	– geräuscharm	– Pfeifende Atmung *(Stridor)* bei Asthma bronchiale – Schnappende/röchelnde Atmung bei Dyspnoe, Erstickungsanfällen – Weitere Geräusche: Rasseln, Keuchen, Grunzen, Brodeln, Giemen usw.
b) Atemgeruch	– geruchlos	– Azetongeruch bei Diabetes mellitus, Hungerzuständen – *Foetor uraemicus* bei Urämie – *Foetor hepaticus* bei Leberzerfall, Leberkoma – Jauchiger Mundgeruch bei Gewebszerfall – *Foetor ex pulmone* bei Zerfall im Atemwegsystem – Stinkender Mundgeruch bei Zahnkaries
c) Atemrhythmus	– Die Atmung ist regelmässig/gleichmässig. Die Einatmung ist zeitlich kürzer als die Ausatmung. Die Übergänge zwischen Ein- und Ausatmung sind fliessend.	– Arrhythmische Atmung – Cheyne-Stokes-Atmung – Schnappatmung – Kussmaul-Atmung – Biot-Atmung (siehe auch Frage 9)
d) Atemtiefe	– Ohne Anstrengung, vereinzelt tiefe Atemzüge	– Oberflächliche bzw. flache Atmung schmerzbedingt – Hyperventilation – Tiefe Atmung bei Bewusstlosen, Kussmaul-Atmung

Beobachtungs-kriterium	Physiologischer Zustand	Pathophysiologische Veränderungen
e) Atemtyp	– Bauchatmung/Abdominalatmung (eher Männer und Säuglinge) – Brustatmung/Interkostalatmung (vorwiegend bei Frauen)	– Auxiliaratmung (Einsatz der Atemhilfsmuskulatur) bei Orthopnoe

Frage 9

Ordnen Sie folgende Bezeichnungen, Atemmuster und Bedeutungen einander zu.

Bezeichnung	Atemmuster	Bedeutung
Biot-Atmung	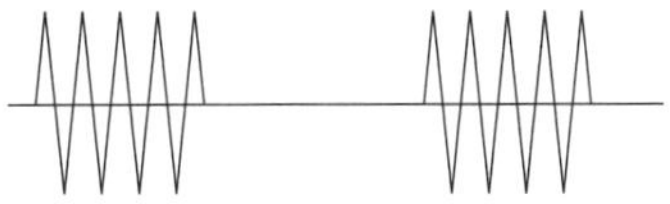	Mehrere gleichmässig tiefe und kräftige Atemzüge wechseln sich mit regelmässig wiederkehrenden Atempausen ab. Bei Frühgeborenen normal; tritt aber auch bei Erwachsenen mit Hirndrucksteigerung auf.
Kussmaul-Atmung	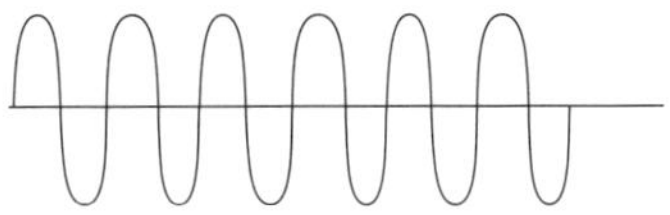	Abnorm vertiefte, aber regelmässige Atmung; tritt bei metabolischer Azidose auf.
Normale Atmung	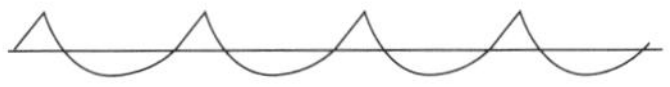	Regelmässige und gleichmässig tiefe Atmung, die Ausatmung dauert etwa doppelt so lange wie die Einatmung.
Cheyne-Stokes-Atmung	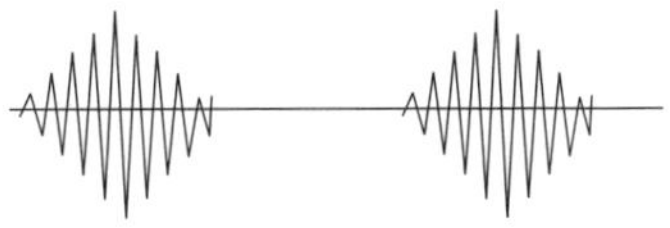	Periodisch wiederkehrendes An- und Abschwellen der Atmung mit kurzen Pausen – ohne Krankheitswert im Schlaf, aber auch Zeichen schwerer Schädigung des Atemzentrums.

4.4 Arbeitsauftrag – Lösungen

Messarten der Körpertemperatur

Temperaturmessung – Arbeitsauftrag zu den Aufträgen 1 und 5, Seite 56

Messort	Vorgehensweise	Bei der Messung zu beachten
Sublinguale Messung	Das Thermometer wird unter die Zunge links oder rechts neben das Zungenbändchen platziert. Während des Messvorganges muss die Patientin/der Patient den Mund geschlossen halten.	Die sublinguale Messung ist nicht geeignet bei Patienten mit Atemnot, Mundatmung, Fazialisparese, Verletzungen im Mundbereich, Muskelspasmen, ebenso bei unruhigen, bewusstseinseingetrübten Patienten und Patientinnen und bei Kindern. Es besteht die Gefahr, dass sie das Thermometer zerbeissen.
Axillare Messung	Das Thermometer wird in die trockene Achselhöhle gelegt, sodass es vollständig von Haut umschlossen ist. Die Patientin/der Patient hält während des Messvorganges den Arm dicht am Körper.	Bei Patienten mit thermoregulativer Zentralisation kann diese Messart nicht angewandt werden. Bei kachektischen Patienten führt die axillare Messung nicht zu einem genauen Ergebnis, da das Thermometer nicht vollständig umschlossen werden kann.
Rektale Messung	Die Patientin/der Patient wird bevorzugt in Seitenlage mit angezogenen Beinen gelagert. Aus hygienischen Gründen werden Schutzhüllen für das Thermometer verwendet. Die Gesässfalten werden auseinandergezogen. Das Thermometer wird unter leichten Drehbewegungen 2 bis 3 cm tief in das Rektum eingeführt	Die Patientin/der Patient muss die Einwilligung geben, dass bei ihr/ihm rektal gemessen werden darf. Der Mastdarm sollte stuhlfrei sein. Nicht anwenden bei Beschwerden, Erkrankungen und nach Operationen im rektalen Bereich.
Tympanische Messung	Die Messung erfolgt mit einem Infrarot-Ohrthermometer. Nach dem Einschalten des Gerätes wird die Schutzkappe aufgesetzt. Die Messspitze wird vorsichtig in den Gehörgang eingeführt. Bei Kindern wird das Ohr nach hinten, bei Erwachsenen schräg nach oben gezogen, um mit der Messspitze einen freien Zugang zum Trommelfell zu gewährleisten. Der Messvorgang wird aktiviert, der Zug auf das Ohr während der Messung gehalten.	Die tympanische Messung darf nicht bei Patienten mit Verletzungen und Erkrankungen im Bereich der Ohren eingesetzt werden. Nicht jede Patientin/jeder Patient erlebt die Messung im Ohr als angenehm. In dieser Hinsicht beachten Sie bitte die Präferenzen der Patientin/des Patienten. Lag die Patientin/der Patient längere Zeit auf der Seite/einem Ohr, wird die Messung auf der anderen Seite durchgeführt, da sonst ein zu hoher Wert ermittelt wird. Ohrschmalz kann die Messung behindern und sollte entfernt werden. Hörgeräte müssen vor der Messung entfernt werden.

Hinweis: Ausserdem gibt es noch die inguinale Messung (in der Leiste) und die vaginale Messung (in der Scheide). Da diese beiden Messarten selten angewandt werden, sind sie hier nicht aufgeführt.

Vorteil	Nachteil	Wie wird dokumentiert?
Die sublinguale Messung ist leicht durchführbar, der Messort gut zugänglich. Die sublinguale Messung wird in der Regel von Patientinnen/Patienten akzeptiert.	Der Messwert ist durch kalte/warme Getränke und Speisen leicht beeinflussbar. Dies wirkt sich auf die Genauigkeit des Messerwerts aus. Je nach sublingualer Lage sind Temperaturunterschiede vorhanden.	Orientieren Sie sich an der Ihnen bekannten Dokumentation einer Institution oder an diesem Arbeitsheft. Der Wert liegt 0,3 °C–0,5 °C unter dem rektal gemessenen Wert.
Der Messort wird als angenehm erlebt und ist leicht zugänglich.	Es gibt viele Fehlerquellen wie Achselschweiss oder Dislokation, sodass der Wert eine hohe Fehlerquote aufweist.	Orientieren Sie sich an der Ihnen bekannten Dokumentation einer Institution oder an diesem Arbeitsheft. Der Wert liegt 0,5 °C unter dem rektal gemessenen Wert.
Der ermittelte Wert ist relativ genau, da er weitgehend der Körperkerntemperatur entspricht.	Der Messort wird als unangenehm erlebt, da er zur Intimsphäre gehört. Temperaturunterschiede bis zu einem Grad sind je nach Messtiefe vorhanden. Es besteht die Gefahr der Keimverschleppung durch Stuhl. Eine mögliche Verletzungsgefahr der Darmschleimhaut ist vorhanden.	Orientieren Sie sich an der Ihnen bekannten Dokumentation einer Institution oder an diesem Arbeitsheft.
Der Messort ist leicht zugänglich. Der ermittelte Wert ist relativ genau, da er weitgehend der Körperkerntemperatur entspricht.	Die tympanische Messung ist relativ teuer im Vergleich zu den anderen Messarten. Messfehler entstehen durch die fehlerhafte Anwendung des Gerätes. Auf der Station ist die Anzahl der Geräte häufig begrenzt. Dadurch ist die Verfügbarkeit des Gerätes eingeschränkt.	Orientieren Sie sich an der Ihnen bekannten Dokumentation einer Institution oder an diesem Arbeitsheft. Der Wert entspricht dem rektal gemessenen Wert.

Generell richtet sich die Messdauer nach der verwendeten Thermometerart und nicht nach dem Messort. Bei Kindern und unruhigen oder verwirrten Menschen ist es wichtig, während der Messung anwesend zu sein.

Analyse des Fallbeispiels (drei Teile)

Temperaturmessung – Arbeitsauftrag zu Auftrag 7, Seite 56

Bei Herrn Bucher lässt sich in Bezug auf die Körpertemperatur die Pflegediagnose (PD) «Hyperthermie» stellen.

Eine Hyperthermie (erhöhte Körpertemperatur) wird definiert als ein Zustand, bei dem die Körpertemperatur über dem normalen Wert liegt.

Mögliche ursächliche oder beeinflussende Faktoren

- einer heissen Umgebung ausgesetzt sein, unangemessene Kleidung
- übermässige Aktivität; Dehydratation
- Unfähigkeit oder eingeschränkte Fähigkeit zu schwitzen
- Medikamente/Narkose
- erhöhter Stoffwechsel; Erkrankung oder Verletzung

Quelle: Doenges et al. (2002), S. 420–425.

Bestimmende Merkmale oder Kennzeichen

Analyse des Fallbeispiels Herr Bucher	
Subjektive Merkmale/Kennzeichen	
Kopfschmerzen	Herr Bucher äussert, dass er Kopfschmerzen hat.
Objektive Merkmale/Kennzeichen	
Zunahme der Körpertemperatur über den normalen Wert	Herr Bucher hat rektal eine Temperatur von 39,7 °C.
Gerötete, überwärmte Haut	Herr Bucher zeigt dieses Merkmal/Kennzeichen.
Erhöhte Atemfrequenz, Tachycardie (instabiler Blutdruck)	Herr Bucher hat eine Tachypnoe und eine Tachycardie von 132 Schlägen/Minute.
Krampfanfälle (Muskelsteife/Gliederschmerzen)	Herr Bucher gibt Gliederschmerzen an.
(Verwirrtheit)	Dies trifft für Herrn Bucher nicht zu.

Fast alle Merkmale/Kennzeichen treffen auf Herrn Bucher also zu.

Aufgrund der vorhandenen Kennzeichen stimmt die Pflegediagnose (PD) «Körpertemperatur und Schweissproduktion unausgeglichen, Gefahr/Körpertemperatur und Schweissproduktion unausgeglichen» nach Heuwinkel et al. (2006) mit der beschriebenen Situation bei Herrn Bucher überein. Somit kann diese PD gestellt werden.

Messinstrument zur Erfassung der Atemgefährdung eines Patienten nach Ch. Bienstein (1989)

Atmung – Arbeitsauftrag zu Auftrag 2, Seite 61

Name der Patientin/des Patienten: Datum:

Bucher, Heinz

Kriterien	Bewertung	Begründungen
1. Bereitschaft zur Mitarbeit	1	er ist motiviert; alles strengt ihn aber an
2. Vorliegende Lungenerkrankung	2	bronchialer Infekt
3. Bereits durchgemachte Lungenerkrankung	0	nein
4. Immunabwehrschwäche	0	nicht bekannt
5. Manipulative Massnahmen oro-tracheal	0	nicht bekannt
6. Raucher/Passivraucher	2	ja; 5 Zigaretten der Schadstoffgruppe 2
7. Schmerzen	0	nicht bekannt
8. Schluckstörungen	0	nicht bekannt
9. Mobilisationseinschränkungen	3	aktuell ist es ihm nicht möglich aufzustehen
10. Lungengefährdender Beruf	0	nein; ehemals Verwaltung
11. Intubationsnarkose/Beatmung	0	nein
12. Bewusstseinslage	0	er ist ansprechbar und orientiert
13. Atemtiefe	2	ab und zu atmet er bewusst und unter Anstrengung tief ein und aus
14. Atemfrequenz	2	ständige Tachypnoe
15. Medikamente, die die Atmung sedieren	1	sedierende Medikamente machen ihn müde
Gesamtergebnis in Punkten:	**13**	d.h. gefährdet

Bewertung des Gesamtergebnisses:

0 bis 6 Punkte = nicht gefährdet
7 bis 15 Punkte = gefährdet
15 bis 45 Punkte = hochgradig gefährdet

Analyse des Fallbeispiels (alle drei Teile)

Atmung – Arbeitsauftrag zu Auftrag 5, Seite 61

In Bezug auf die Atemsituation von Herrn Bucher kommt u.a. die Pflegediagnose (PD) «Unwirksame Selbstreinigungsfunktion der (unteren) Atemwege» in Betracht.
Diese PD wird gestellt, wenn ein Patient oder eine Patientin nicht mehr in der Lage ist, Sekret oder Hindernisse im Respirationstrakt zu entfernen und die Atemwege wieder frei zu machen.

Quelle: Doenges et al. (2002), S. 642–647.

Mögliche ursächliche oder beeinflussende Faktoren

Physiologisch: chronisch-obstruktive Lungenerkrankung (COLE); Asthma bronchiale; Allergie; Hyperplasie der Bronchialwände; neuromuskuläre Störung; Infektion.

Bestimmende Merkmale oder Kennzeichen

Analyse des Fallbeispiels Herr Bucher	
Subjektive Merkmale/Kennzeichen	
Dyspnoe	Herr Bucher hat Dyspnoe.
Objektive Merkmale/Kennzeichen	
Verminderte oder abnorme Atemgeräusche; Rasselgeräusche/Karcheln, Giemen (Stridor)	Ein pfeifendes Atemgeräusch ist zu hören.
Husten, produktiv oder unproduktiv (mit oder ohne Sputum); Sputum	Herr Bucher befördert schaumig-eitriges Sputum hervor.
Veränderungen von Atemfrequenz und -rhythmus	Herr Bucher hat eine Tachypnoe. Er macht immer wieder bewusst tiefe Atemzüge.
Schwierigkeiten beim Sprechen	Das Reden bereitet Herrn Bucher Schwierigkeiten.
Geweitete Augen, Unruhe	Dieses Merkmal/Kennzeichen wird bei Herrn Bucher nicht beschrieben, er äussert aber, dass er Angst hat.
Orthopnoe	Herr Bucher stützt sich mit den Armen auf, um die Atmung zu unterstützen.
Tachypnoe	Herr Bucher hat eine Tachypnoe.
Zyanose	Herr Bucher hat eine Lippenzyanose.

Als Ursache ist bei Herrn Bucher ein Infekt vorhanden, konkret eine Pneumonie (Lungeninfektion). Fast alle genannten Merkmale/Kennzeichen treffen auf Herrn Bucher zu. Dies berechtigt uns dazu, die PD «Unwirksame Selbstreinigungsfunktion der (unteren) Atemwege» zu stellen.

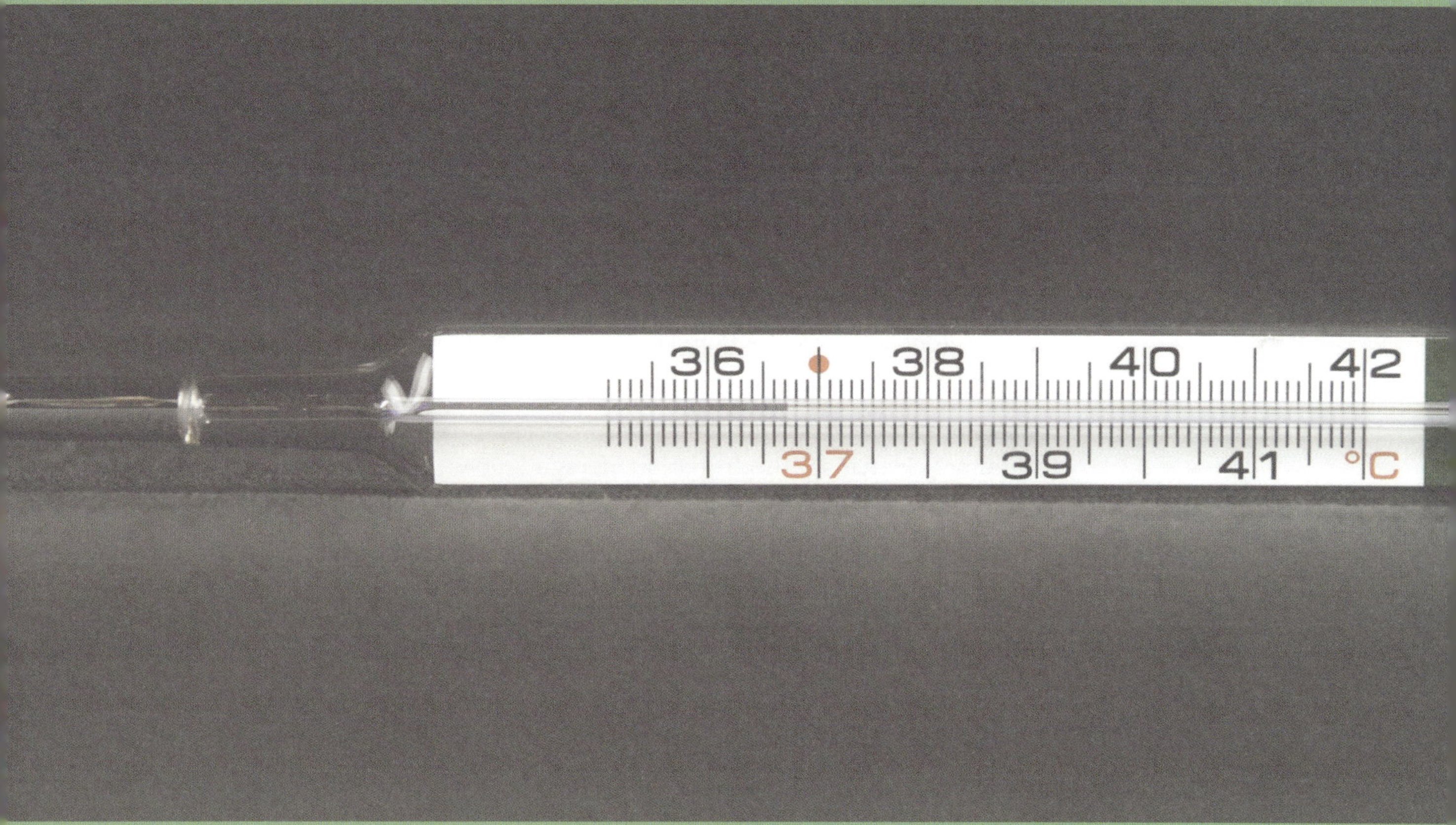

5 LITERATUR

5.1 Literatur zur Bearbeitung

Bienstein, Christel/Klein, Gerd/Schröder, Gerhard (Hrsg.) (2000): *Atmen. Die Kunst der pflegerischen Unterstützung der Atmung.* Stuttgart: Thieme.

Doenges, Marilynn E./Moorhouse, Mary Frances/Geissler-Murr, Alice C. (2002): *Pflegediagnosen und Massnahmen* (3., vollständig überarbeitete und erweiterte Auflage). Bern: Hans Huber.

Faller, Adolf (2004): *Der Körper des Menschen* (14., überarbeitete und neu gestaltete Auflage). Stuttgart: Thieme.

Heuwinkel-Otter, Annette/Nümann-Dulke, Anke/Matscheko, Norbert (Hrsg.) (2006): *Pflegediagnosen, Beobachtungstechniken, Pflegemassnahmen.* Heidelberg: Springer [Menschen pflegen, Band 2].

Huch, Renate/Jürgens, Klaus Dieter (Hrsg.) (2007): *Mensch, Körper, Krankheit* (5., überarbeitete und erweiterte Auflage). München: Urban & Fischer bei Elsevier.

Kellnhauser, Edith/Schewior-Popp, Susanne/Sitzmann, Franz/Geissner, Ursula/Gümmer, Martina/Ullrich, Lothar (Hrsg.) (2004): *THIEMEs Pflege* (10., völlig neu bearbeitete Auflage). Stuttgart: Thieme.

Kirschnick, Olaf (2006): *Pflegetechniken* (3., neu bearbeitete und erweiterte Auflage). Stuttgart: Thieme.

Lauber, Annette/Schmalstieg, Petra (Hrsg.) (2007): *Wahrnehmen und Beobachten* (2., überarbeitete Auflage). Stuttgart: Thieme (Verstehen & Pflegen, Band 2).

Menche, Nicole (Hrsg.) (2007): *Pflege heute* (4., überarbeitete Auflage). München: Urban & Fischer bei Elsevier.

Schwegler, Johann S. (2006): *Der Mensch. Anatomie und Physiologie* (4., überarbeitete Auflage). Stuttgart: Thieme.

5.2 Weiterführende Literatur

Arets, Jos/Obex, Franz/Ortmanns, Lei/Wagner, Franz (1999): *Fähigkeiten und Fertigkeiten.* Bern: Hans Huber (Professionelle Pflege, Band 2).

Hoehl, Mechthild/Kullick, Petra (2002): *Kinderkrankenpflege und Gesundheitsförderung* (2., neu bearbeitete Auflage). Stuttgart: Thieme.

5.3 Internetquellen

Ferrari, Paolo/Muggli, Franco (2001): Blutdruckmessung: Wie, wo, mit welchem Gerät? In: Schweizerisches Medizinisches Forum, Nr. 22, S. 582–586. Online: ‹http://www.medicalforum.ch/pdf/pdf_d/2001/2001-22/2001-22-277.PDF› [Abruf: 01.12.2007].

Magometschnigg, Dieter/Hitzenberg, Gerhard/Mair, Norbert (2002): Der Mythos von den falsch messenden Blutdruck-Selbstmessgeräten. In: Journal für Hypertonie, Heft 6 (Sonderheft 3), S. 15–17. Online: ‹http://www.kup.at/kup/pdf/HypSH-3-2002-15.pdf› [Abruf: 01.12.2007].

Stiftung Warentest (2005): Fieberthermometer im Test – nicht alle sind verlässlich. Test-Journal Gesundheit, Heft 1, S. 86–90. Online: ‹www.zmd.de/pdf/Fieberthermometer_Stiwa-Test.pdf› [Abruf: 01.12.2007].

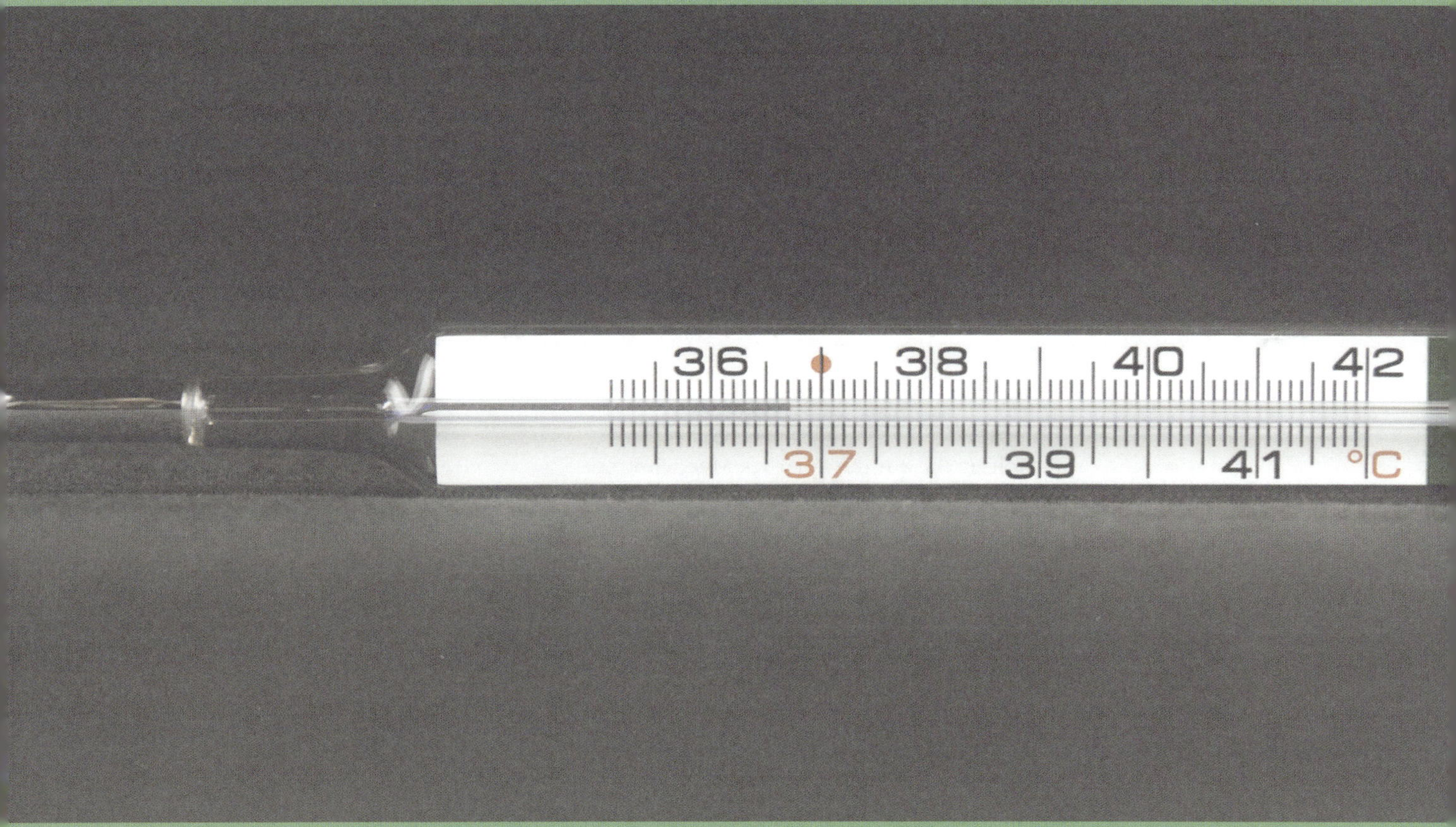

6 KURZCHECKLISTEN FÜR DIE PRAXIS

6.1 Blutdruckmessung

HANDLUNGSSCHRITTE	BESCHREIBUNG	BEMERKUNGEN
Vorbereitung		
Sich informieren	Informieren Sie sich in der Patientendokumentation, wie oft und wann der Blutdruck (BD) gemessen werden soll.	
Material	Stellen Sie die Materialien zusammen: Blutdruckapparat und Stethoskop. Achten Sie auf die korrekte Manschettenwahl. Armumfang: Manschettenbreite: bis 40 cm: 12 bis 14 cm über 40 cm: 16 bis 20 cm	
Präsenzlicht	Schalten Sie beim Betreten des Patientenzimmers das Präsenzlicht ein.	
Händehygiene	Desinfizieren Sie sich die Hände.	
Patienten/Patientin informieren	Erklären Sie Anlass und Vorgehen bei der Blutdruckmessung.	

HANDLUNGSSCHRITTE	BESCHREIBUNG	BEMERKUNGEN
Vorbereitung		
Patientensituation einschätzen	Informieren Sie sich, womit die Patientin/der Patient vorgängig beschäftigt war. Die Patientin/der Patient soll mindestens drei bis fünf Minuten vor der Messung ruhen.	
Einrichten des Arbeitsplatzes	Legen Sie die Materialien bereit. Bringen Sie das Bett auf Arbeitshöhe. Sorgen Sie für eine ruhige Umgebung. Beseitigen Sie Störquellen, schalten Sie beispielsweise Radio- und TV-Geräte aus.	
Lagerung	Unterstützen Sie die Patientin/den Patienten dabei, eine sitzende oder liegende Position einzunehmen, die für sie/ihn bequem ist. Der Arm soll so gelagert sein, dass sich die Ellenbeuge auf Herzhöhe befindet. Der Arm wird dabei fast gestreckt.	
Durchführung		
Anlegen und Aufpumpen der Manschette 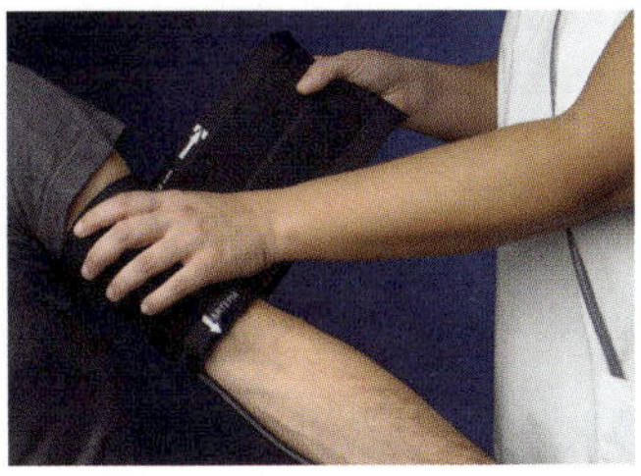 → SEITE 32	Entlüften Sie die Manschette völlig. Legen Sie den Oberarm frei, gegebenenfalls muss die Patientin/der Patient aus dem Ärmel schlüpfen. Legen Sie die luftleere Manschette fest und faltenfrei an, ohne dass sie jedoch einschnürt. Die Manschette endet ca. 2,5 cm oberhalb der Ellenbeuge. Platzieren Sie die Manschette so, dass der Schlauch seitlich der Ellenbeuge endet und nicht abknickt.	

HANDLUNGSSCHRITTE	BESCHREIBUNG	BEMERKUNGEN

Durchführung

Schliessen Sie das Ventil am Manometer und legen Sie das Stethoskop an.

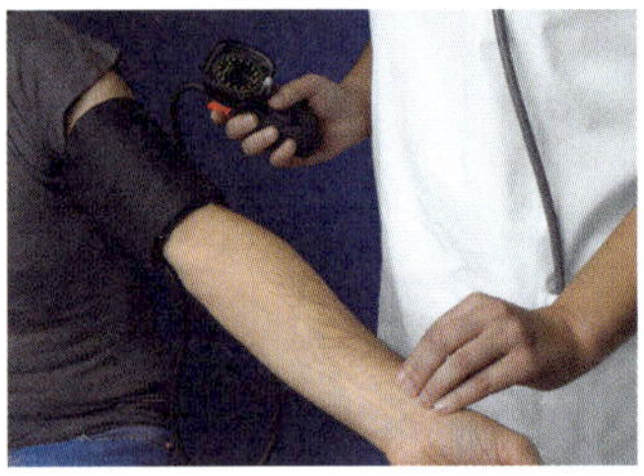

Pumpen Sie die Manschette unter Palpation des Radialispulses rasch auf einen Wert auf, der ca. 30 mmHg oberhalb des Druckes liegt, bei dem der Radialispuls verschwindet.

→ SEITE 32

1. Möglichkeit: Auskultatorische Messung

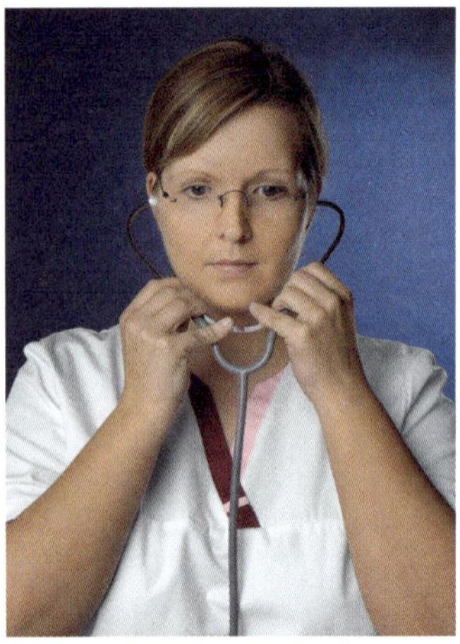

Stecken Sie sich die Ohroliven des Stethoskops in die Ohren und legen Sie den Schallaufnehmer in die Ellenbeuge auf die *Arteria brachialis*.

Verringern Sie den Druck der Manschette durch vorsichtiges Öffnen des Ventils langsam (2 bis 3 mmHg pro Sekunde bzw. pro Herzschlag), sodass der Zeiger/die Säule langsam fällt.

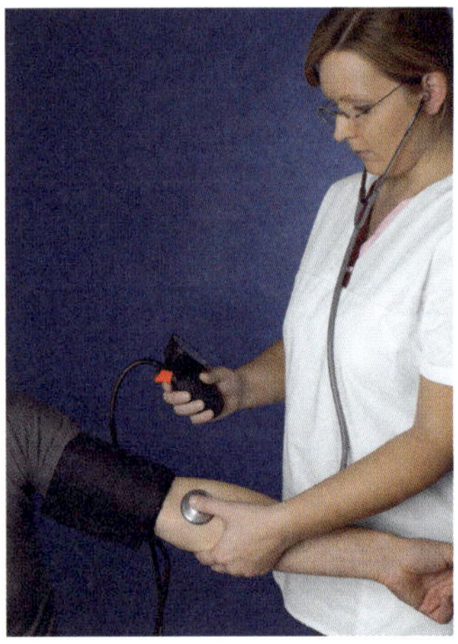

Richten Sie Ihre Aufmerksamkeit auf das Stethoskop.
Lesen Sie den Druckwert beim ersten hörbaren pochenden Geräusch (Korotkow-Geräusch) am Manometer ab (= Systole).

Lesen Sie den zweiten Druckwert (= Diastole) beim völligen Verschwinden der Geräusche ab (oder wenn die Geräusche deutlich leiser werden).
Lassen Sie die Restluft aus der Manschette und lösen Sie die Manschette vom Arm.

→ SEITE 33

HANDLUNGSSCHRITTE	BESCHREIBUNG	BEMERKUNGEN
Durchführung		
2. Möglichkeit: Palpatorische Messung	Verringern Sie den Druck der Manschette durch vorsichtiges Öffnen des Ventils langsam (2 bis 3 mmHg pro Sekunde bzw. pro Herzschlag). Lesen Sie beim ersten spürbaren Pulsschlag an der *A. radialis* den systolischen Wert auf dem Manometer ab. Lassen Sie die Restluft aus der Manschette und lösen Sie die Manschette vom Arm.	
3. Möglichkeit: Oszillomotorische Messung 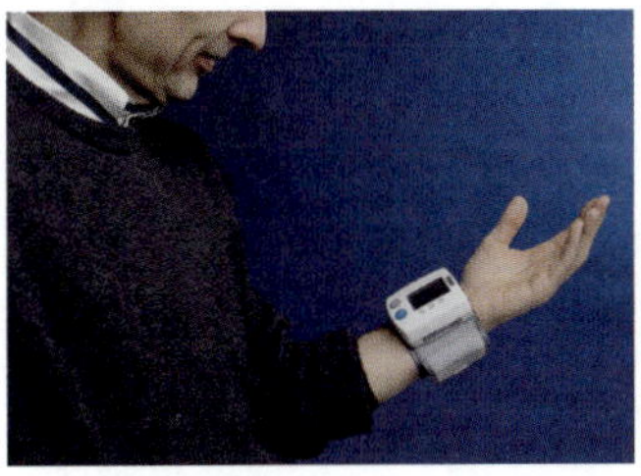 → SEITE 34	Legen Sie die luftleere Manschette am Oberarm oder Handgelenk an. Achten Sie besonders bei Geräten für das Handgelenk darauf, dass sich das Gerät während der Messung auf Herzhöhe befindet. Schalten Sie das Gerät an. Pumpen Sie die Manschette von Hand oder per Knopfdruck auf. Lesen Sie den digitalen Wert ab und lösen Sie die Manschette.	
Patientin/Patienten informieren	Informieren Sie die Patientin/den Patienten über den ermittelten Wert.	
Messwiederholung wegen Unsicherheit	Warten Sie bei einer Wiederholung der Messung (z.B. wegen Unsicherheit) mindestens eine Minute bei völlig druckentlasteter Manschette.	

HANDLUNGSSCHRITTE	BESCHREIBUNG	BEMERKUNGEN
Nachsorge		
Lagerung	Unterstützen Sie bei Bedarf die Patientin/den Patienten dabei, eine bequeme Lage einzunehmen. Orientieren Sie sich dabei an den Wünschen und am Befinden der Patientin/des Patienten.	
Händedesinfektion	Desinfizieren Sie sich die Hände.	
Dokumentation in der Patientenakte	Tragen Sie die gemessenen Werte in die Patientenakte ein. Eventuell wird die Uhrzeit angegeben.	
Präsenzlicht	Schalten Sie das Präsenzlicht aus, wenn Sie das Patientenzimmer verlassen.	
Nachbereitung Manschette und Stethoskop	Reinigen Sie den Blutdruckapparat und das Stethoskop entsprechend dem hausinternen Hygienestandard.	

6.2 Pulskontrolle

HANDLUNGSSCHRITTE	BESCHREIBUNG	BEMERKUNGEN
Vorbereitung		
Sich informieren	Informieren Sie sich in der Patientendokumentation, wie oft und wann der Puls (P) gemessen werden muss.	
Material	Stellen Sie das Material zusammen: Uhr mit Sekundenzeiger.	
Präsenzlicht	Schalten Sie das Präsenzlicht beim Betreten des Patientenzimmers ein.	
Händehygiene	Desinfizieren Sie sich die Hände.	
Patienten/Patientin informieren	Erklären Sie Anlass und Vorgehen bei der Pulskontrolle.	

HANDLUNGSSCHRITTE	BESCHREIBUNG	BEMERKUNGEN
Vorbereitung		
Patientensituation einschätzen	Informieren Sie sich, womit die Patientin/der Patient vorgängig beschäftigt war.	
Einrichten des Arbeitsplatzes	Legen Sie die Materialien bereit. Bringen Sie das Bett auf Arbeitshöhe.	
Lagerung	Lagern Sie die Patientin/den Patienten so, dass der gewünschte Pulsort für Sie gut zugänglich ist. Unterstützen Sie die Patientin/den Patienten dabei, eine für sie/ihn bequeme Position einzunehmen.	
Durchführung		
1. Möglichkeit: Manuelle Pulsmessung 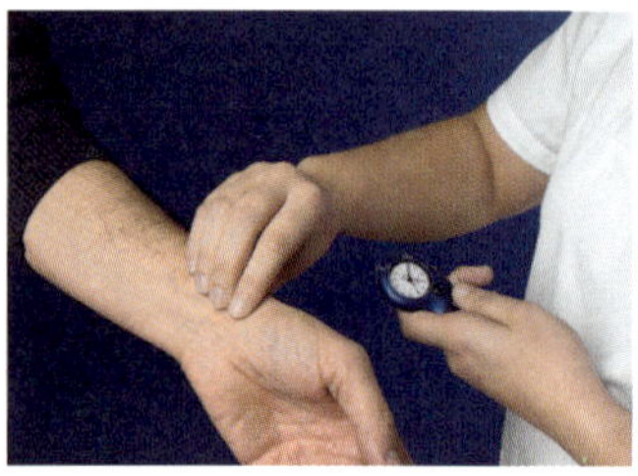 → SEITE 54	Tasten Sie die *Arteria radialis.* Legen Sie Zeige-, Mittel- und Ringfinger auf die Arterie. Drücken Sie die Arterie mit sanftem Druck nach unten. Zählen Sie die Schläge und sehen Sie dabei auf die Uhr. Bei regelmässigem Puls zählen Sie 15 Sekunden lang die Pulsschläge und multiplizieren den Wert mit vier.	

HANDLUNGSSCHRITTE	BESCHREIBUNG	BEMERKUNGEN
Durchführung		
2. Möglichkeit: Auskultatorische Messung	Sorgen Sie für eine ruhige Umgebung. Beseitigen Sie Störquellen, schalten Sie beispielsweise Radio- und TV-Geräte aus. Legen Sie den Schallaufnehmer des Stethoskops in Herzhöhe auf den Thorax. Schauen Sie auf die Uhr und zählen Sie die Schläge.	
Patientin/Patienten informieren	Informieren Sie die Patientin/den Patienten über den ermittelten Wert.	
Nachsorge		
Lagerung	Unterstützen Sie bei Bedarf die Patientin/den Patienten dabei, eine bequeme Lage einzunehmen. Orientieren Sie sich dabei an den Wünschen und dem Befinden der Patientin/des Patienten.	
Händedesinfektion	Desinfizieren Sie sich die Hände.	

HANDLUNGSSCHRITTE	BESCHREIBUNG	BEMERKUNGEN
Nachsorge		
Dokumentation in der Patientenakte	Tragen Sie den gemessenen Wert in die Patientenakte ein.	
Präsenzlicht	Schalten Sie das Präsenzlicht aus, wenn Sie das Zimmer verlassen.	